后浪

Jakob Ratz Endler
Martin Ratz

拥有强心脏！

HJÄRTINFARKTEN:
FAKTA, EXPERTRÅD OCH PERSONLIGA BERÄTTELSER

[瑞典] 雅各布·拉茨·恩德勒 [瑞典] 马丁·拉茨 著 余楠 译

贵州出版集团
贵州人民出版社

献给

给予我们生命的托拉与欧列克

以及将延续我们生命的索菲亚和玛吉特

目　录

前　言

　　世上有的人非常聪明，有的人跑得很快，有的人有数学头脑，有的人有艺术细胞。每个人天生就有不同的能力。大自然只给了人机会和选择，却并不公平。我们兄弟俩——马丁和雅各布，从父母那里继承了许多优秀品质，这些也是他们从各自的父母那里继承而来的，我们希望这些品质能传给我们的孩子。但不幸的是，我们也同时继承了易患心血管疾病的倾向。我们的父母都在很年轻时就患了心肌梗死，我们也不例外。人们希望从父母那里得到截然不同的基因，但到目前为止，还没有办法改变我们的 DNA 以降低患病的风险。然而，我们能做的是采取药物治疗，以及最为重要的——改变生活方式。

　　我们原本没打算写这本书，相反，我们希望不用处于目前的境况之中。但当 44 岁、身体健康的马丁意外得了心梗时，写书的想法被唤醒了。雅各布虽然没有患过心梗，但作为麻醉师和重症监护医生，他在工作中遇到过许多心梗患者。有关其他疾病的书籍汗牛充栋，但我们还没有找到一本针对心梗的书，所以我们想要写一本结合个人经历和科学事实的书。

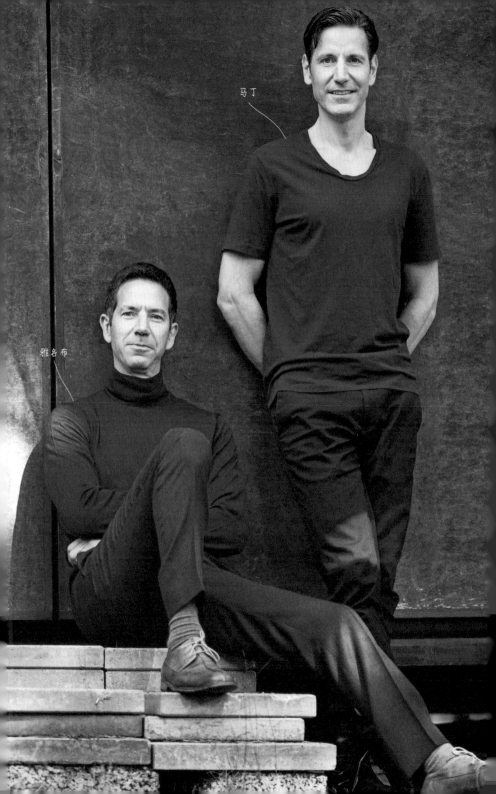

马丁

雅各布

拿起这本书的你或许得过心梗，或许你所爱的人有过类似经历，抑或你只是想了解更多关于心梗的知识，从而避免它。

　　本书并不是要介绍新的研究进展或发现，而且很遗憾，迄今没有任何食谱、健身方式或神秘疗法能奇迹般地让心血管疾病的风险消失。我们试图做的是讲述事实，用这种方式使受这种疾病影响或对它感兴趣的人有所裨益。我们在书后整理了供进一步阅读的参考资料和建议。这不是一本教科书，但其中的所有内容都有权威的来源，而且本书也经过了同行评议。书中的一些内容你或许已有所闻，但另一些可能对你来说是全新的信息。为了撰写本书，我们除了阅读书籍和研究报告外，还与许多人进行了交流，他们中有科学家、医生、物理治疗师和心理学家，但我们主要还是与患者交流，因为我们身边的心梗患者比比皆是。

　　每年约有 25 000 名瑞典人遭遇心梗，平均每小时就有 3 个人发病。由于急救措施到位，绝大多数患者都能活下来。即使如此，在瑞典，由心血管疾病导致的死亡人数仍比其他任何疾病都多。不仅是瑞典，在欧洲约有 3% 的女性死于乳腺癌，而多达 50% 的女性死于心血管疾病。

　　在书中，你会见到大量的患者和医疗专家，他们当中有些人是匿名的，有些则以真实姓名和头衔出现。有时出于保护患者隐私的考虑，事件的地点或时间会有所改动。书中的一些内容可能会让你感到安心，但有些信息却会让你更为焦虑。一本书不能代替医患交流，更不能代替医生的诊断，而且我们也不主张在书中提出治疗建议，对饮食和补充剂尤其如此。因为在有些问题上科研界还没有达成共识，我们根本不知道什么才是最好的，比如层出不穷的各种饮食建议。在遇到这类相互矛盾的建议或纯粹的猜想时，我们会尽可能清楚地加以解释。

　　由于这本书是面向成年人的，我们会尽量避免道德说教。如果你嗜好吸烟，并对此行为造成的健康后果有清楚的认识，那么可以继续吸，而不必有道德负担。

　　人们对心血管疾病已经有不少了解，但依旧有许多东西有待发现。心血管疾病仍然是人类的头号杀手，并给患者造成了巨大的痛苦，很多人因为它而过早死亡或缩短了寿命。这是一种严重的疾病。

　　本书是按照马丁生病过程的时间轴来写的，但你不必照这个顺序来阅读。跳过某一章节或回头看，抑或完全略去你觉得无聊的部分都没问题。心脏确实是个迷人的器官，但多数人可能只希望它有节律地跳动，却不会对其生理学产生兴趣。这无可厚非。

　　"愿读者愉快"，我们觉得难以出口，而且多少有点奇怪，因为这本书并不是为了娱乐。相反，我们真诚地希望你能在书中找到所需的帮助。也许全书只有一条让你铭记于心的建议，比如打鼾会大大增加心血管疾病的风险，或者只需让血压降低 20 毫米汞柱就能将死于心梗的风险减半。如果这本书能促使你在生活中做出一个具体的改变，或者让你不再对某项治疗感到焦虑，那么我们便十分满足了。

序 言

我就要死了吗?

　　这可能是患者在心梗发作时最常问的问题,有时是对医生或护士提的,更多时候就是在脑海中默默地问自己。在瑞典,虽然每小时就有 3 个人心梗,但由于有良好的医护和治疗,大多数人都能生还。患者提出这个问题却是可以理解的,因为心脏象征着生命和情感。作为一名麻醉师,雅各布见过许多心梗患者 —— 我们将在后文提到 —— 他们中的大多数都能幸运地恢复正常生活,尽管需要药物治疗和改变生活方式。

　　动脉粥样硬化是心梗最常见的原因,它是一种慢性病 —— 无法彻底治愈。然而这并不是说我们对它无能为力。有效的治疗,以及改变生活方式,可以极大地延缓这一疾病的进程。

　　死于心血管疾病的人数如此之多,原因之一是现代社会变得更为安全,人类的寿命也更长。人类的死亡率是 100%,而当谋杀、交通事故和传染病等其他死因的比例都在急剧下降时,死于与年龄

50岁以上人口中每10万人的心梗病例数及死亡数

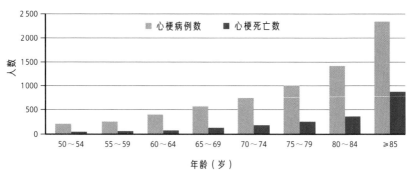

资料来源：（瑞典）国家健康福利委员会。

相关的疾病的比例必然会升高。所以从某种角度来看，这是一个好消息。毕竟，我们的目标不是永生，而是在心理和生理功能都保持较高水平的情况下，尽可能活得长久。

上图显示了心梗患者人数随着年龄增长而增加的趋势，而死亡数增加的趋势尤其明显。2017年，54岁以下的人口中有198人死于心梗，相比之下，在75岁及以上的人口中，死于心梗的人数高达4012。

那么心源性猝死的情况如何呢？据统计，最常见的心源性猝死发生在80岁以上的老人身上。他们通常之前经历过几次心梗，最后一次导致死亡。第一次心梗就造成死亡的情况相对少见。

简要事实：

- 2018年，瑞典约有24 800人患急性心梗。

- 2018 年，有 23% 的心梗患者在发病后的 28 天内死亡。
- 男性约占全部急性心梗病例的 60%。
- 相比教育程度高的人群，教育程度低的人群心梗病例更多。这可能是由于后者吸烟和肥胖的比例更高。

　　尽管多数人在心梗后活了下来，但的确也有不少人因此死亡，这令人遗憾。不过好消息是，心血管疾病的死亡率正在稳步下降。这是由于有了更好的药物和治疗方法，而最重要的是有越来越多的人关注生活方式的改变。绝大多数从心梗中幸存下来的人在短时间内就能完全恢复正常生活。

　　让我们先来定义一下心梗到底是什么。当供应心肌细胞的血液停止流动相当长的时间，导致心肌细胞缺氧并死亡时，就会发生心梗。心脏或大或小的一部分将不再能够泵出血液。血液流动受阻的原因有几种，最常见的是动脉粥样硬化——它是一个缓慢发生的过程，可能已经进展了多年，出现在向心脏供血的冠状动脉内。

　　在书中，我们将探讨导致心梗的原因，它发作时患者有什么感觉，通常如何治疗，以及它对患者的后续影响。每一章从个人经历开始，以一个小结结束。你会与一些患者和专家相遇，他们将分享自己的经验和建议。我们还将专门讲述最重要的内容——通过改变生活方式来预防心梗或再次心梗。书后有本书的要点总结，一些常见医学术语，以及我们收集的供扩展阅读的参考资料。通过本书，我们将跟随马丁的经历来了解他生病的过程，然后呈现相关科学事实，并尝试回答他一步步提出的问题。

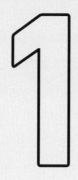

心 梗

肺部很难充满空气，骑车也变得更难了，
而且难了不止一点。

马丁：

　　训练课进行得很顺利。有时，人在水中会感觉自己很轻盈，身体仿佛是在滑行，脑子也完全放空。远离模糊不清的泳池底部，远离日常生活的嘈杂和一切不得不做的事，我的呼吸自然顺畅，水温柔地拥抱着我。我感觉自己身体强壮，速度飞快，就像是一只水中的生物。但另一些时候，我却觉得自己在水中既沉重又迟缓，一切都变成了阻力。我连常规的间隔训练都做不完，游泳节奏也总是不协调。在报名参加游泳比赛后，我已经定期游泳几个月了：每周两到三次在泳池里进行间隔训练，练习游泳技术。在游泳教练的帮助下，我成功地将 50 米蛙泳的时间缩短了近 10 秒。用秒表来衡量自己对我很有吸引力，它客观，能量化自身的努力。结束训练，淋浴更衣后，我顶着一头湿漉漉的头发，骑车驶向瓦萨大街回家。

　　此时是周日上午，还没到午饭时间，我心中对这天感到满足，满意自己完成了训练课程。这种感觉就像被水冲走了胡思乱想，身体也渐渐有了一种愉快的充实感。当我骑上路面平坦的邦胡斯大桥，在上坡时，胸口意外出现一种感觉——轻微的灼烧，像在冬日时吸入极为冰冷的空气。我试着甩掉这种感觉，但做不到。相反，它变得越来越强烈。肺部很难吸入空气，骑车也变得更难了，而且难了不止一点。我无法正常呼吸，有些喘不上气，我觉得那团冬日的冷空气还停留在胸腔里。难道我感冒了吗？还是体能耗尽了？但刚才的游泳训练很顺利啊。我是否应该下车，改为步行？不，我还是硬着头皮继续蹬车回家吧。到家之前的几分钟将非常、非常艰难。

那个 3 月里骑车过桥的灰暗时刻至今仍会经常浮现在我眼前。当时的画面不由自主地刻进我的记忆，成为我的人生相册——骑行、亲吻、孩子出生——的一页，就像是一座精神里程碑。

一进家门，妻子索菲亚就看出我面色极其苍白，还有些憔悴。我们聊了刚才发生的事，然后我就躺在沙发上边休息边听我最喜欢的播客节目《美国生活》（*This American Life*）。一个多小时后，我走路去接刚参加完附近一个儿童聚会的小儿子。可能新鲜空气能让我胸腔中略微减弱的灼烧感消失？我跟其他家长打招呼时有点心不在焉，我平常是个爱社交的人，但现在我有种奇怪的抽离感。之后，我带着 7 岁的儿子慢慢走回家，他相当欢快，一路上说个不停。一到家，胸腔里的那种灼烧感又回来了。

晚上，一大家人都来我家吃饭，母亲、父亲和我两个年纪不小的弟弟，他们各自带着妻子和孩子，饭桌上一共有 14 个人。用餐时，我告诉大家当天早些时候胸腔内那种奇怪的感觉，并问弟弟雅各布和弟媳玛吉特这可能会是什么疾病引起的。雅克布是名在重症监护室工作的麻醉师，经常处理危重患者。除了危重患者外，只要人还有呼吸或者血液没有像喷泉般涌出，一般很少能得到他的建议或照护。玛吉特是名妇科医生，虽然我不归她的专业领域管，但我们家每个人都认为在多数情况下她是最好的医生。像往常一样，我很快就因医生们无法给出确切答案而感到挫败。我的疾病可能是这个，也可能是那个，但很可能根本什么都不是。而我先前呼吸急促的问题也不了了之，我们反而谈起了许多其他事情。后来，当玩累的孩子们在门厅穿外套和鞋子时——也许这是谈论医学问题最糟糕的时机，我再度提出了相同的问题：对胸腔里那种奇怪的感觉我该做些什么？雅各布建议我服用奥美拉唑，以抑制我的胃酸。玛吉特也同意，但考虑到我有家族病史，她建议我明天去家庭医生那里做全身检查，并做一次心电图。

第二天，我还是有同样的感觉。也许正如雅各布所说，我只是因为吞进一点泳池的水引起了烧心？我回家之后，索菲亚仍然觉得我有点不对劲，她希望我去看看家庭医生，做个检查。3 年前母亲有过心梗，7 年前父亲也有过一次。他们都不吸烟，也没有其他特别的高风险因素。顺便提一句，我的外公在 43 岁时死于心梗，比现在的我还小一岁。

孩子们生病时，我曾与家庭医生谢丝廷见过几次面。我有些纠结，怕她会认为我得了疑病症，在寻求不必要的帮助。我自己作为患者只拜访过她几次，其中一次是在母亲心梗发作之后，我决定去健康中心做一次体检。当时谢丝廷为我做了血液检查，包括血脂、血糖和血压，还要求我做了负荷试验和心电图。她很仔细。所有的检测结果都是正常的，包括我的体能。

那天是周二，谢丝廷听我讲述了游泳训练后发生的事情。我说自己昨晚一直很焦虑，还略感恶心，不过从今天早上到此刻感觉完全正常。我刚刚把孩子们送去学校，打算与她见面之后就去上班。自行车头盔还在我的包旁放着。

"听起来好像不是什么严重的问题，不过你人已经来了，那不如做个心电图。"谢丝廷说。

我脱去上衣，仰卧在一张铺着一次性纸床单的小床上，一名护士很快给我贴上电极，做了检查。此时谢丝廷正在为另一个患者看病，我只好穿上衣服，在候诊室等了一会儿，直到她叫我回诊室。

在我等待时，她取出了我之前的心电图，就是3年前测的那次。这会儿她正将两张图上的各种曲线进行对比，它们互不相同，或者如她解释：

"3年前的那张和这张新的看起来并不像我预期的那样完全相同。心电图测量的是心脏的电生理活动，现在看来，电流通过心脏的路径与3年前有些差异。这不是太大的问题，如果你不再出现之前讲述的那些症状，我会几周后让你去做一次检查。"

我看向她的样子一定是一脸惊愕，于是她很快继续说：

"可能没有什么问题，而且你弟弟大概会觉得我过度谨慎了，但我认为你应该去急诊科检查一下。"

"急诊科？但我现在感觉很正常啊。"

"我认为你现在应该过去检查一下，可以直接看到结果。相比于这儿，急诊科有其他的检查和诊断设备。我会写一份转诊单，并附上你的心电图复印件。"

我走出位于奥登普兰的健康中心，站在自行车旁，感到一种因焦虑而产生的轻微恼怒。这当然不是针对谢丝廷，而是对此时的状况以及今天接下来要处理的事情。我已经安排好了一个会议，还约了老朋友克拉斯共进午餐。我一点也不想坐在急诊科里浪费时间，医生和护士应该把时间拿去照顾那些真正生病的人。我甚至连轻微的不适都没有。我给雅各布打电话征求意见，但他没接，于是我决定去趟圣戈兰医院。我先骑车经过两个街区回家，把自行车停在院子里。手里拿着一张"心电图异常"的转诊单，骑车去医院看急诊的感觉很糟，也显得十分不上心。我很少乘出租车，但今天叫了一辆。

心是用来碎的。

—— 奥斯卡·王尔德

心脏整天在做些什么？

本书要讲述的正是个人关于心梗的经历。在开始讨论心梗之前，我们先来了解一下心脏是如何工作的，它的结构什么样，以及它由什么控制。在我们讲述心梗时的状况之前，有必要先了解一下健康心脏是如何工作的。

人体器官中没有一个像心脏一样如此具有神秘色彩，它与生死直接相关。这或许是因为我们能感觉和听到自己的心跳？或者是因为心跳的节奏与我们的情绪有关？虽然罕有歌谣表扬忠诚的肾脏或勤劳的结肠，但心脏被绝大多数诗人赞美和歌颂过。当你读到此处时，心脏是否明显地跳了几下？你不必想什么，也无须控制它，作为人体的奇迹之一，心脏会适应你的状态和行动。想想你对心脏的各种要求 —— 无论是躺在舒适的沙发上阅读一本妙趣横生的书，还是 11 月一个紧张的早晨，在冻雨中飞奔着去赶公交车 —— 健康的心脏每一秒都在进行调整，以适应这些情况。但心脏是怎样做到的呢？它如何知道 4 点钟的公交车就要来了，是时候停止做阳光海滩的白日梦了，或者该为百米冲刺设定好节奏了呢？

人类为什么有心脏，它的作用是什么？这就是我们要在本章中回答的问题。其中一些内容你可能在学校的生物课上听过，但我们还是要对正常心脏的结构和功能进行简要介绍。如果你觉得解剖学和生理学很枯燥，不妨跳过这几页。

心脏的解剖学

心脏是位于胸腔中部的一块肌肉，心尖指向左下方。心脏的位置并非固定的，它悬挂在大血管上，当你改变体位时，心脏的位置也会随之变动。感觉到心脏和听到心跳的最佳体位是向左侧躺，因为那样心脏离胸壁更近一点，你可以感觉到它就在左侧胸肌下面。

心脏的大小根据个人的体形而有所不同，大致与一个人攥紧的拳头差不多。

心脏是人体内独一无二的肌肉。大多数肌肉的日常状态是休息，在受到刺激后收缩，但心脏却一直在工作，从胎儿第 6 周起，直到死亡才停止。假设你的心脏平均每分钟跳动 70 次，那就是每小时4 200 次，每天 10.08 万次，每年 3 679.2 万次，这些数字很惊人。而且它没有其他可以使用的替代者，没有任何备份系统能在心脏想要休息时来接管它的工作。想想你的手指在翻动本书时，是多么轻巧而准确地捏起纸页，将几克重的页面抬到合适的高度，然后在恰当的瞬间松开，以便你能继续读下一页。与你去田里刨土豆时的手指力量和精度比较后，你会觉得自己的手指真是太神奇了。但是，在刨出田里那些沉重的泥土后，手指就需要休息了。心脏也要应对不同的负荷，却从未停歇。为了应对人一生的巨大负荷，心肌细胞具有独特的结构和代谢方式。

心脏由两个心室和两个心房组成。左心室的肌肉壁较厚，因为它要将血液输送到全身；右心室则将血液输送到肺部，肌肉壁较薄。心室和心房之间被一道称为心间隔的壁分开。正常情况下，血液不应该在左右两边之间通过。心脏的外面是冠状动脉，它是心脏的动力管道，输送心脏工作时所需的氧气和营养。

让我们跟随一滴血从远离心脏的某处人体组织，比如脚趾，开始一段旅程。这滴血向上流动，通过逐渐变大的静脉。这些静脉就像山间小溪，汇合成越来越大的河流，最终流入下腔静脉，然后注入右心房。

在静脉内有阻止血液回流的瓣膜。呼吸也有助于血液运输。当我们吸气时，随着大呼吸肌（膈肌）下沉，胸廓扩大，肋骨抬高，胸腔容量增大。如此便产生了负压，从而使空气流入肺部，就像手风琴被拉开一样，与此同时静脉血也被吸入心脏。呼吸便是以这种优美的相互作用来帮助血液循环。

回到这滴已经到达右心房的血。在右心房和右心室之间有一个瓣膜（三尖瓣），心瓣膜的作用是引导血液向一个方向流动，防止血液倒流，如同运河中的水闸。当右心室扩张时，压力增加，当右心室开始收缩时，三尖瓣会随着一声轻响而关闭，同时右心室另一端的肺动脉瓣会打开，它是右心室通向肺部通道的出口。

这滴血接着在心脏和肺部之间的小循环中继续旅行，抵达人体5亿肺泡中的一个，在呼出的空气中卸下二氧化碳，从吸入的空气中补充氧气。血液中的一种分子——血红蛋白——既可携带氧气，

心脏解剖图

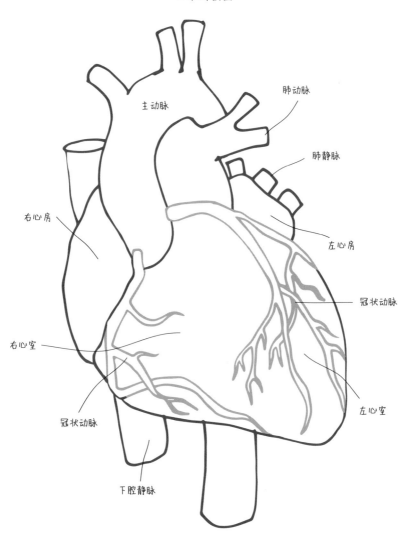

主动脉

肺动脉

肺静脉

右心房

左心房

冠状动脉

右心室

左心室

冠状动脉

下腔静脉

心脏横切面图

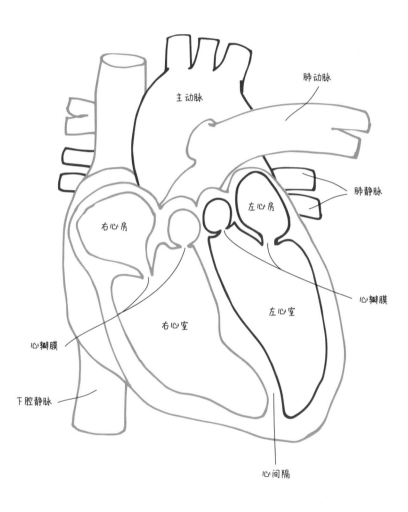

主动脉

肺动脉

肺静脉

右心房

左心房

心瓣膜

心瓣膜

右心室

左心室

下腔静脉

心间隔

也能携带二氧化碳。此时含氧的那滴血已经从深紫的酒红色变成了石榴红。

这一小滴血的旅程从人体远端的某处开始，然后通过越来越大的静脉到达右心室，再被泵送到肺部，在那里交换二氧化碳和氧气。此后这滴血又回到强有力的左心室，被射回人体的远端。

冠状动脉

心脏是一块肌肉，与所有的肌肉一样需要氧气和营养，而氧气便来自冠状动脉。因此，心肌不是从它输送的血液中获取氧气，而是有它自身的供血系统，冠状动脉源自主动脉（aorta）。我们生命所依赖的富氧血液竟是通过最多仅有5～6毫米粗的冠状动脉持续供应的，这确实令人吃惊，甚至有点可怕。它们的粗细和平常用的吸管差不多。尽管特例很多，但大多数人的心脏外有三支冠状动脉。个体差异可能是先天的，但心脏和其他肌肉一样，是易变的，因而冠状动脉在人的一生中都会发生变化。如果心脏的某个部分需要更多的氧气，血管会相应地发育并长出分支。

就像人的外貌各具特色，人体内部也不尽相同。冠状动脉的基本结构通常分布在同一位置，如同一棵树的树干，但其分支就像树木的枝杈一样，形态几乎是无穷无尽的。大自然并不遵循精确的蓝图来造物，无论是植物还是人体结构。

什么控制着心脏？

为了使我们活着，心脏片刻也不能休息。心脏由许多不同的部分和数以亿计的细胞组成，它们必须协同工作。而且根据情况调整节奏更是一种挑战，心脏在我们休息时和被烟雾警报惊醒时的工作状态完全不同，后一种情况下心脏会怦怦直跳。为了获得这种闪电般的变化，心脏需要精密的控制，并由两个平行的系统进行调节：电系统和化学系统。实际上，还有第三个系统或因素，那就是血流量，或者说是到达右心室的血量，它是由压力来进行控制的。因此，电流、化学和压力，是控制你的生命之泵的三个不同因素。

利用导体的电流控制

在婴儿心脏的左心室中，有 400 亿个肌肉细胞。令人叹为观止的是，每一次心跳，都有数以亿计的心肌细胞在协同工作。让人惊讶的不是心脏偶尔会出错，而是它的工作表现极佳。试想一块气垫卷起的方向如果不对，空气就不能通过打开的阀门挤出去。心脏也是同一原理，它必须从远端开始收缩，并压住打开的瓣膜，否则就无法将血液射出。心肌细胞具备自我激活的能力，尽管心脏还自带一个导体——窦房结，它能通过微弱的电流控制心跳的速率，这种电流可以通过心电图读到。

化学控制

如果你真被某件事吓到了，肾上腺会在几分之一秒内将肾上腺素推进你的血液里。肾上腺素被血液带入心脏，会增加心肌收缩的速度和强度，因而你能感觉到自己的心跳加快。肾上腺素只是一个例子，心脏内有大量的受体会对血液中的激素和神经递质做出反应。

这就是为何药物会对心脏有影响：我们吃的药被吸收进入血液中，再被血液带到心脏，使其中的某些受体产生反应。

压力控制

你或许以为每一次心跳都会使心室内的血液完全排空，但事实并非如此。在心脏收缩时，往往还有 35%～45% 的血量留在心室中。

为什么心脏不在每次跳动时完全排空？这与心脏独特的工作负荷有关。心肌细胞就像橡胶弹力带，它们舒张的时间越长，射出血液就越费力。为了在最佳状态下工作，心肌细胞便不能按自己的意愿舒张收缩。如果心脏充满多少血液，它就射出多少，这在有压力的短期内可行，但从长远来看不是高效的方式。

多项研究表明，在休息中（比如睡觉时）心率没有下降的人，心梗的风险会增加。像人体所有的肌肉一样，心脏有时也需要放松一下，这是相当合理的。

你的心跳有多快？

许多人在心脏跳得又快又猛时感到焦虑，不过我们要明白这是它正常的功能。我们身处的自然环境中有大量的节奏变化，无论对身体还是对心灵而言都是如此。休息、跑步、吃饭、恋爱、生气、追赶或逃跑，这些都会影响你的心脏。那么心脏应该跳多快呢？这取决于个人情况和时间。静息心率会随着年龄的增长和体能的增强而降低。

不少人都想知道自己的心脏能跳多快。最大心率取决于遗传因素、年龄，尤其是体能状况。为了粗略估计最大心率，可以使用一个简单的算式：女性为226减去年龄，男性为220减去年龄。那么，根据这个算式，一位72岁的女性在正常情况下的最大心率约为每分钟154次（226-72=154）。

心脏相关疾病和问题

如果将你的心脏想象成一台汽车用的燃油发动机，只有当司机踩下油门踏板时，经由供油管路进入发动机的燃油流量增加，才可能让车跑起来。不过心脏与燃油发动机有几个重要区别。当你的心脏需要输送更多的血液时，心肌本身也需要从冠状动脉中获得更多富氧血液。正如我们已知的，心脏是一块肌肉，通过冠状动脉摄入氧气和营养。但与燃油发动机不同的一点是：心脏主要有三条冠状动脉，为其不同部位供应血液。另一个区别是：心脏的血管并非是不变的，血管变化会导致压力的变化和血流方向的改变。心肌某个区域的相对缺氧便是血管生长的强烈信号。但形成新血管的过程是缓慢的，需要数周或数月，而心肌对氧气的需求却是持续不断的。

氧气是通过血液中的血红细胞进入心脏的，因此血流供应不足很快就会导致缺氧。如果心肌细胞缺氧，在几分钟内就会受损，如果完全没有氧气，在一小时内就会发生永久性破坏。

动脉硬化

医生们用了很长时间才意识到动脉粥样硬化是导致心绞痛和心

梗的原因。心脏周围的血管可能变得"像瓷器一样硬"这种现象已经被发现几百年了，但知道它会导致心梗实际上却只过去几十年。

粥样硬化或硬化，指的是血管变硬，它是一种可以影响身体内任何一条血管的疾病。静脉的结构与动脉不完全相同，静脉是低压系统的一部分，承压力较低，因此较少受粥样硬化的影响。

动脉粥样硬化可以被描述为血管壁上的沉积物，它会影响血液的流速和流量。血管壁上的沉积物也会引起乱流，这将进一步加重病情，并导致沉积物增加。

风险因素

是什么原因导致动脉粥样硬化呢？诚实的回答是我们还没有完全了解。研究人员已经确定了几种风险因素，但无法明确发生沉积的确切过程和原因，也不知道为什么一部分人比另一部分人更容易患病。几乎人人都知道吸烟和高血压会导致动脉粥样硬化，但你是否知道睡眠不足、缺乏运动和噪音也会引起动脉粥样硬化？当然，不是所有的因素都起着相同的作用，而且它们还能以不同的方式相互作用。通过对大规模研究的结果进行分析，可以看出风险因素也是在变化的。吸烟和高血压的比例正在减少，因为吸烟者越来越少，而更多的人在服用降压药物。与此同时，腹部肥胖、糖尿病和缺乏运动的比例正在增加。炎症也是许多研究关注的主题，已被证明是影响动脉粥样硬化进展的重要因素。这也是药物阿司匹林（乙酰水杨酸）能有效预防动脉粥样硬化的原因之一，它能减少凝血并减轻身体的炎症反应。

动脉粥样硬化的风险因素：

- 遗传因素
- 高血脂
- 高血压
- 吸烟
- 腹部肥胖
- 1 型和 2 型糖尿病
- 炎症
- 睡眠不足
- 抑郁
- 压力
- 缺乏运动
- 环境因素

上面这个风险因素清单难免让人沮丧 —— 对冠状动脉不利的因素如此之多。不过你也可以反过来想：除了遗传因素之外，还是有不少方式可以影响动脉粥样硬化的发生和进展。其中有几个还是相互关联的：比如增加运动就可以同时对体重、睡眠质量、抑郁和血压产生影响，从而降低心梗和中风的风险（还可以降低许多其他疾病的风险）。我们可以提前做好准备，本书后面还有更多关于改变生活方式的内容。

心绞痛

心绞痛（Angina pectoris，字面意思是"绞痛的胸部"），是一种心肌极度缺氧的疾病。当冠状动脉无法输送心肌细胞持续工作所需的富氧血液时，就得减少心脏对氧气的需求，最常见的方法是停止正在做的事。比如在爬楼梯时发生心绞痛，最好的办法是停下来休息一会儿。当心率下降时，心脏对氧气的需求就会减少，疼痛便会缓解。也可以尝试增加心脏的氧气供应，一般是使用含有硝酸甘油的药物，它可以舒张冠状动脉并增大其直径。但硝酸甘油的效果是临时的，只能短暂缓解症状，却无法解决根本问题。这有点像帮漏水的船往外舀水，只能解一时之急，而非长久之计。

如果在有心肌缺氧症状时去做心电图，有时会发现心绞痛。心肌缺氧症状通常在休息或治疗后会消失。当心肌细胞获得的氧气过少时，其中一些会分解、死亡，这些心肌细胞的蛋白质仍在血液中循环，因而可以在血液检查中被发现。

心绞痛

右冠状动脉

左冠状动脉

动脉粥样硬化

受影响区域

未硬化的正常动脉

动脉粥样硬化后血液流经血管时受阻

那么，心绞痛和心梗的区别是什么呢？心绞痛会导致心脏暂时缺氧，引起疼痛，但不会造成损伤。而心梗则会造成永久性损伤，心脏上会形成一道瘢痕。

皮娅　大概是在4年前，但我不记得第一次感到心绞痛的具体时间。像有东西无声地压在我的胸口，手臂感到疼痛，不过它们很快就消失了。在情况变得更严重之前，我这种感觉已经持续一段时间了。我之前小心地避免劳累，比如说爬楼梯什么的，仿佛知道自己的极限在哪。不过我清楚地记得第一次意识到自己必须寻求帮助的时间。那是2月在约克莫克集市（Jokkmokk，位于瑞典北部的北极圈内，是萨米人居住区，每年2月会举办传统集市，出售当地特产。——译者注）上，户外极其寒冷。我离开了科耐雷兰餐馆，打算四处走走。在一个上坡路段，一阵剧痛袭来，我不得不停下站了一会儿，然后才能继续往前走，但速度慢了很多。之后我真的非常害怕，一到家就联系了我的医生，她建议我去做进一步检查。

心梗

心梗是一种可怕的疾病，事实上也是瑞典死亡人口致死因素中最常见的。不过心梗并非让人束手无策：药物、治疗，以及改变生活方式，都可以使结果有所不同，并真正降低心梗风险，增加患者的生存机会。几乎人人都听说过心梗，但还是让我们先对它进行定义，并解释它的独特之处。心梗是由于冠状动脉堵塞，进而对心脏造成的永久性损伤。人体的其他器官，如肝脏、肾脏、脾脏和大脑，也会发生梗死。导致心梗的最常见的原因是动脉粥样硬化。日常人们会用"心脏病发作"来代替其医学名称"心肌梗死"。心梗的范围可大可小，简单说来，堵塞的血管越大，梗死的面积就越大 —— 好比你锯掉一段粗大树枝时所掉落的树叶肯定比锯掉一段细小枝条的多。

心梗是什么感觉？

心梗是什么感觉？对有些人来说，这是一次极其痛苦和难受的经历，对另一些人来说，却更像是一种发麻的不适感。有不少患者甚至根本感觉不到心梗，这就是所谓的"无症状心梗"，请在下页阅读更多相关信息。

美国的一项研究汇总了遭遇心梗的人在去急诊科之前所经历的症状。从以下表格可以看出，胸痛是迄今为止最常见的症状，四分之一的患者发生过气短。当然，也有人可能同时出现几种症状。关键问题是心梗有几种不同的表现方式，甚至可能完全没有症状。此外，假如心梗再次发作，也不一定会有和上一次相同的症状。心梗的症状非常多变。

症状	比例
胸痛	77%
气短	25%
手臂痛	21%
出汗	11%
胸骨与肚脐之间有不适感	3%

恶心、腹痛	12%
下颌、颈痛	7%
心跳加快	3%
背、肩痛	6%
晕眩	3%

　　记住：要严肃对待胸痛，特别是你以前从未有过的胸痛。一般来说，移动手臂或按压胸部引起的疼痛是由肌肉、肌腱或骨骼造成的，并非源自心脏。心梗时来自冠状动脉的疼痛，除了用力活动增加心脏对氧气的需求外，不会由其他原因引起。

无症状心梗

　　无症状心梗，是指心梗发生时的症状极其轻微或相当分散，以至于患者并没有意识到他们遭遇了心梗。这种情况比以前认为的要普遍得多。多达一半的心梗都是无症状的。发表在《美国医学会杂志》（*Journal of the American Medical Association*）的一项研究对2 000名年龄在45～84岁，没有已知心血管疾病的人进行了跟踪调查。

　　10年后，其中8%的人有心梗造成的瘢痕组织。最令人惊讶的是，这些患过心梗的人有多达80%完全没有意识到自己发生过心梗。因为他们不知道自己曾经遭遇过心梗，所以没有接受相关治疗以降低心梗再发作的风险。

阿尔维德 我躺在小屋里的床上难以入睡，胃里有点怪怪的，还有些恶心，觉得不舒服，然后感到心慌。通常情况下，我有钢铁般的意志，对大多数事情都能忍受，我想可能是我们刚才吃的虾出了问题。但是妻子埃娃和我吃的一样，她没觉得哪里不舒服。我打电话给女儿安娜，她是一名护士。安娜刚把孩子们哄上床，我从她的声音中听出她很担心，有点后悔打这个电话。她却快速地接连问了我好几个问题，这些问题我都用"没有"敷衍了过去。我以为身体没大问题，读了半小时书后就睡着了。第二天早上，一切如常，早餐后我还去修剪了春天的草坪。

几个星期后，我才意识到自己原来是发生了心梗。这是通过公司的体检发现的，每个 60 岁以上的轮班工作人员都有公司提供的年度体检，其中包括心电图检查。医生问我是否知道自己得过心梗，还给我看刚做的心电图，又把去年的心电图拿来进行对比，以展示差异。从这些曲线里我什么也没看出来，但是医生指出新的心电图上有一个小凹陷，而旧的心电图上却没有。医生高兴地说，幸好发现了它。然后他把我转诊到一位心脏内科医生那里，他将对我进行一次检查并开始相应治疗。

性别不同，症状也不同

心血管疾病在历史上被认为是一种"男性疾病"。事实上，患病的男性确实略多于女性。但就女性而言，心梗和中风这类心血管疾病在全球范围内造成的死亡人数仍然多于其他疾病。这就是为什么了解更多心梗的信息如此重要，因为有如此多的人具有患病的风险，早发现和预防能降低风险。

女性和男性在生理上是不同的，这对他们如何受疾病影响以及症状如何表现有实际影响。不过我们首先要简述一下造成这些差异的原因。真的是男人来自火星，而女人来自金星吗？除了外貌，女性和男性在其他许多方面也存在差异。科学家们将性别差异分为两类：一类是由于先天的生理因素（外生殖器、激素水平、遗传等）造成的，另一类是社会文化因素（在社会中被视作"女性"和"男性"）决定的。生理的变化非常缓慢，而社会性别差异有时变化非常快。

在讨论性别差异时，尤其要记住我们讨论的是大群体间的差异，两个个体之间的差异——比如你和你的邻居——总是比群体差异大得多。这点看起来非常明显，但出人意料的是它经常被遗忘。例如，平均而言，男性比女性有更多的肌肉，但你公司里的小红可能比小明要强壮得多。

回到我们简单的心脏。男性和女性动脉粥样硬化的症状略有不同，男性通常更早出现症状，平均而言，他们开始患血管疾病的年龄比女性早10岁。一种假说是，女性受到雌激素的保护，因为提前（45岁之前）进入更年期的女性，心血管疾病的发病率会增加。女性更容易在动脉远端出现更多的沉积物。把你的冠状动脉想象成地图上的路网，从高速公路分出的道路越来越窄，直到最后来到通向一栋房子的小径。男性的动脉粥样硬化就像是一辆大型货车停在高速公路上，导致交通受阻。女性的动脉粥样硬化则像许多非法停放在住宅区狭窄小径上的小汽车，阻碍了进出房屋的通道。这也可以解释为什么女性心绞痛和心梗的症状与男性不同。女性更有可能出现医生所说的"非特异性症状"，如恶心、疲劳、腹痛或右臂痛。而男性的症状是"典型"的，你可能在许多电影影像中见过：胸痛放射到左臂、气短。当然，男性和女性都可能有"非特异性"和"典型"症状。还有许多人是之前提到的"无症状心梗"，只有分散的症状或者根本没有症状。

正如你所看到的，心梗的症状常常很分散，这难免让人担心。需要记住的是，大多数出现在胸部的症状——刺痛、呼吸或移动手臂时疼痛，都不是由心脏或冠状动脉引起的，有太多其他原因可能引起疼痛。

两性冠状动脉粥样硬化的形态也不相同。男性的粥样斑块往往会堆积并在血管内扩展，从而影响血液流动。而女性的粥样斑块多在血管壁上，隆起不高，对血流影响较小。这种情况导致的一种后

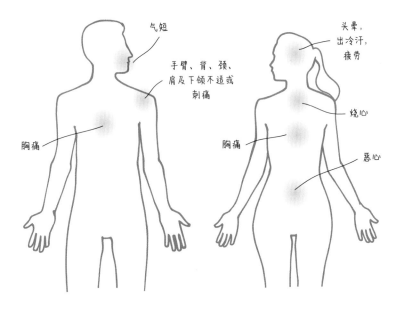

男性和女性的心梗症状

果是，女性的动脉粥样硬化更难被发现，它们看上去很不明显。即使你做了冠状动脉造影检查——将一条极细的导管插入心脏以查看冠状动脉的内部情况，如果斑块没有在血管内扩展，也可能错过隐匿的病变。

冠状动脉造影检查结果正常的患者比例

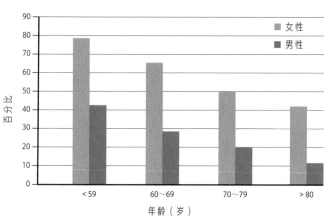

资料来源：《欧洲心脏杂志》（*European Heart Journal*）。

上图显示了在瑞典进行的 12 000 次冠状动脉造影的结果。女性检查结果正常的比例明显高于男性，部分原因是她们的冠状动脉的确更健康，但也可能是因为女性的冠状动脉病变很隐匿，斑块大都在血管壁内。

病人延误

医学研究中经常提到"病人延误"，是指由于病人没有及时就医而导致的延误治疗。病人没有就医可能有几种原因：太忙、离医院远、害怕、疑虑，或者可能不知道自己经历的症状是危险的。

如果你不了解心梗的症状，那么辨识出自己或家人身上的症状就更加困难。因此，获取信息不仅是出于兴趣或为了消除恐惧，信息还可以救命。

任何人一旦出现由心脏引发的不适症状都应该拨打急救电话。救护车可以提供治疗，还能进行心电图检查并把结果直接发送到医院，以便急救人员提前计划好将患者送到合适的医疗点。不要自己开车，而要请人送医，否则可能在途中因病情加重而无法到达目的地。

心梗何时发生？

早在 1930 年代，人们就发现心梗的病例在冬季增多，而在夏季减少。原因有很多，比如冬季人的活动减少、低温、空气污染更严重。还有一种可能的原因是，人体内的激素和血液中的其他活性物质在冬季和夏季具有不同的活性，这可能会对心脏产生影响。

不少人都试图找到一天内心梗发作的模式，不同的研究证实了不同的相关性。实际上，心梗发作是大量因素相互作用的结果，包括遗传、激素和生活方式等。不过已经明确的是，夜间（午夜至早晨 6 点）心梗发作的人需要更长的时间就医，也更容易受到严重损伤。

通常，心梗的发病率也会随着压力增加而升高。卡罗林斯卡医学院的一个研究小组证实，在进入夏令时后的一周内，心梗患者人数略有增加，因为这种时间转换会导致轻微的睡眠障碍和睡眠不足，进而给身体和心脏带来压力。

除动脉粥样硬化外其他引发心梗的原因

绝大多数的心梗是由动脉粥样硬化引起的，但也有一小部分，约5%～10%，是由其他原因引起的。这些原因同样会导致心肌细胞死亡，并形成结缔组织的瘢痕，但血流阻断却不是动脉粥样硬化造成的。

一些罕见病的常见原因也会造成心梗：血管痉挛、感染、血栓或心脏的解剖结构异常。血管痉挛是冠状动脉的过度收缩，会导致心肌细胞因缺氧而死亡。痉挛可能是人体神经系统过度活跃诱发的，进而导致流向心脏的血流被阻断。但也可能是由药物、血液中的异物和某些类型的麻醉剂引起的。可卡因因导致原本健康的人心梗发作而臭名昭著，据美国的一项研究估计，美国1%的心梗是由可卡因诱发的。当研究者把范围缩小到年轻患者（18～45岁）时，可卡因诱发的心梗比例高达25%。

另一个导致心梗的原因是冠状动脉夹层。动脉有层较厚的肌肉壁，在某些罕见的情况下，动脉壁内层与外层发生分离，便会阻碍血液流动。就像一只鞋垫在靴子里卷成一团，脚不能伸进去一样。冠状动脉夹层可能是自发的，也可能在劳累时发生。其中一类患者是分娩时的女性，她们会有生命危险，不过好在这种情况极为罕见，只有十万分之一的发病率。由于在妊娠期间，女性的血液更容易凝结，因此孕妇发生心梗和血栓的风险要高得多，而且这种高风险在产后几周还会延续。

当心梗导致心搏骤停时

一次造成严重损伤的心梗会引起后续的心脏电活动紊乱，进而使心脏无法有节律地收缩。整个心脏开始颤动，心肌细胞不受控制地收缩，无法产生压力。没有血液射出，体内血压会骤然下降。当没有含氧的血液到达大脑时，人便会在几秒内失去意识。如果此时不采取任何措施，病人在几分钟内就会发生脑损伤并且很快死亡。

除急性心梗外，还有其他导致心搏骤停的原因。心脏衰竭，过往的心梗发作，电击，直接对心脏的暴力击打，过量使用药品或毒品，都可能导致心搏骤停。

为了救人和让心脏恢复跳动，必须把焦点放在病因上，同时马上恢复血液循环，因为心脏此时无法输送血液。最常用的方法是胸外按压。血管活性药物，比如肾上腺素，也是心脏重新跳动所需要的。治疗开始得越早越好。

奥斯卡　我祖母玛格丽特因严重的肺炎住院两周后出院了。自从几年前外公去世后，她就独自住在博尔奈斯郊外的一所房子里。出院后的那段时间相当艰难，她觉得疲劳、没精神，多数时间就躺在床上，也不出门。祖母的两个儿子，我父亲和叔叔，还有我们几个孙辈一起轮流照顾她。我住得最近，因而经常过去，有时是为了帮忙，但通常就是和她聊聊天。一周后，祖母渐渐地觉得好起来了，她可以走一段长路，胃口好了不少，也不再那么嗜睡。她的日常生活开始恢复了。一个星期三早上，祖母给父亲打电话，说她呼吸困难。父亲又给我打电话，我立即赶了过去。祖母看起来很痛苦，她呼吸急促，情况相当严重，所以我叫了救护车。由于她的住处离医院不远，我们便穿上外套，出门去等救护车。当时是 2 月，外面十分寒冷。当救护车停在房前后，一名护士下车，开始和祖母交谈。几秒钟内，祖母就不能说话了，她脸色苍白，倒在雪地上。护士在祖母的脖子上摸脉搏，感觉不到跳动，便开始有节奏地按压祖母的胸部。救护车司机已经跳下车，拉出了担架。他们一起把她抬上担架，护士继续做胸外按压。救护车拉响警报驶向急诊科。当我们到达后，医护人员立即进行了许多操作，让我感觉既不真实又充满恐惧。病床上的祖母显得如此渺小和脆弱。她的衣服被解开，身体接上了各种管子，身边全是人和机器。有个人在采血，另一个人站在她的头前方，将一根管子插进她的喉咙。上方的屏幕显示着一些曲线和读数。同时，抢救人员边操作边喊着各种指令："经外周穿刺中心静脉置管"、"注射第 2 剂肾上腺素"和"心室颤动"。当一个机器人声说"除颤"时，所有人都离开床边，就跟拍电影一样。祖母的身体抽搐了一下，像是有一只无形的拳头打在了她的肚子上。围绕她的抢救工作继续进行着，但房间里的气氛有了变化，有种轻松的感觉在蔓延。"有心跳了。"其中的一位医生说。

除颤 —— 一种救命的手段

除颤是在需要时，对心脏进行电击，用以"重新启动"心肌细胞。早期除颤治疗可以挽救生命，在公共场所配置体外除颤器已被证明可以使院外心搏骤停的存活率翻倍。据估计，除颤每延误一分钟，心搏骤停的存活率就会减少 10%。

自动体外除颤器的设计便于任何普通人操作。它们会发出清楚的指令指导施救者将电极片连接到患者身上，其他设置都是自动运行的。除颤器会自行分析患者的心率，并判定是否需要除颤。为了在紧急的情况下使用，除颤器的指令都非常明晰。

大多数人可能会天然地抗拒对另一个人的心脏实施强电击，但机器能判断什么时候不适合除颤，便不会在那时发出电击，所以施救者不会出错。经过电击，心脏可恢复窦性心律。你可以想象一支士兵队伍在行军时步伐不一致。首先命令"停止"，然后命令"前进"，便可以让数十亿心肌细胞进入正确的节奏中。电击所做的正是这个"停止"命令，它让所有的心肌细胞都停顿一秒，环顾四周找到谁在负责指挥，接着就可以开始步调一致地前进了。

在许多工作场所、电影院、体育场馆、购物中心和其他人群密集的地方都可以找到自动体外除颤器。它的操作并不难，但最好还是参加一次培训并练习如何使用。

冠状动脉内到底发生了什么？

心梗，十之八九都是因为动脉粥样硬化斑块在冠状动脉内破裂，破裂斑块的周围出血并形成血栓。这一事件发生在直径约为 5 毫米的冠状动脉内，斑块就附着在血管壁上。斑块形成的时间很久，往往长达几十年，但斑块破裂发生得极快。身体在出血时的反应都相同，会激活对失血的防御机制——凝血。血小板不知道出血发生在一条细小血管内的封闭空间中，而只会对出现的伤口做出反应，它们开始粘在一起，形成网状。这个网状物激活了更多的血小板，而血小板又激活了其他止血机制，于是就形成了凝块——血栓。这些血栓阻塞了冠状动脉中的血流，只有极少甚至完全没有血液流过冠状动脉，于是之前通过冠状动脉获得血液的心肌细胞大约在

15～30分钟内窒息并死亡。并不是每条冠状动脉只为一个特定区域供血，它们在不同区域之间有重叠的部分。如同一棵树从根系获得养分一样，即使一小部分根被破坏，由于其他根的支援，树枝通常仍能养活上面的树叶。然而，如果一大部分根受损，可能会使整条树枝死亡，甚至整棵树也会死亡。

因此，心梗发作时应尽快接受治疗，以避免损伤范围扩大。每一点时间的浪费都代表一些心肌细胞的死亡，为了更好地恢复心脏的泵血功能，人人都希望将心肌的损伤程度降到最低。

还有一种情况是，血块从破裂的斑块中脱落，像一片树叶般在血液中游走，到达冠状动脉远端时，由于那里比较狭窄，便造成堵塞，这就是动脉栓塞。

梗死的范围大小？

梗死的面积大小主要取决于受损冠状动脉的粗细和堵塞的位置。把你的心脏想象成一个椰子，梗死的范围大小由棕色外壳（表面积）的受损程度和白色果肉（椰肉）的损失量（深度）决定。仅造成部分心壁受损的梗死被称为心内膜下梗死。有些梗死影响到某个区域的心肌全层，则被称为透壁性梗死。透壁性梗死通常更严重，因为它们对心脏的泵血功能影响更大，因而尽早开展治疗非常重要。

哪些人易患心梗？

瑞典有一套公共财政支付的医疗系统，没有患者会因为经济状况而被拒绝治疗。瑞典医生在提出治疗方案之前，从来不需要询问

心梗会对心壁产生不同程度的影响

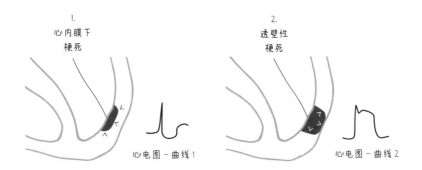

不同的心梗有不同的心电图波形。

患者是否有健康保险。这听起来像是理所当然，但无论从历史还是从全球视角来看，都并非如此。我们有理由为自己建立的医疗系统感到骄傲。

然而，尽管在瑞典，教授和泥瓦匠获得的医疗没有区别，有研究表明不同群体的健康状况仍存在着巨大差异。教育程度最低和最高的群体的预期寿命相差高达 5 年，心血管疾病也不例外。根据发表在医学期刊《柳叶刀》(The Lancet) 上的一项大型国际研究，受教育程度低或没有受过教育的人心梗或中风的风险比受教育程度高的人多一倍多。从死亡率来看，这两个群体的差异更大：前者死于心血管疾病的概率比后者要高 8 倍。

有一系列因素可以解释这个现象，但最有力的论证是，不健康的生活方式在受教育程度较低的人中要流行得多。例如，吸烟是动脉粥样硬化的强风险因素，与受过大学教育的人相比，高中以下学历的人吸烟率高出了两倍多。

　　瑞典公共卫生局通过向随机选择的人发送调查问卷等方式进行了大规模的风险因素评估。在下图中，你可以看到不同群体生活方式的报告，以及它们的实际差异有多大。鉴于生活方式的差异如此明显，如果这样都不会导致健康状况的巨大差别，是说不过去的。虽然这种情况是极不公平的，但这项数据中有个重要信息——生活方式确实会影响健康。更健康的饮食、更多锻炼、不吸烟都可以显著地改善你的健康状况。

经济条件

高等教育并非人们免受不健康生活方式影响的预防针，受教育

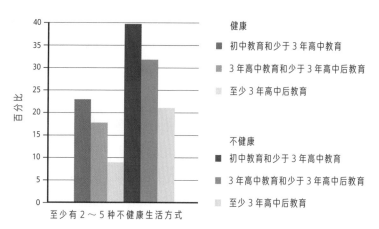

不同受教育程度群体的健康状况

报告中的5种不健康生活方式是指水果和蔬菜摄入量低（每天不超过1.3次）、肥胖（BMI超过30）、空闲时间久坐、吸烟、危险的饮酒习惯。
资料来源：瑞典公共卫生局。

时间长短与其他影响健康的社会经济因素相吻合，比如收入水平和住房条件。一个带孩子的单身护士会比一个退休主管更难抽出每周锻炼 3 次的时间，这点很容易理解。另外还有单纯的经济障碍，如果去本地游泳馆每次要花费 90 克朗，许多家庭可能就选择不去了，因为他们负担不起。如同医生开处方药和患者得到医疗补贴一样，医生可以给患者开运动处方，即所谓的物理治疗。患者做物理治疗的很大一部分费用是由地方财政支付的，和处方药一样。这样就会让更多人参加锻炼，对社会和个人来说都是巨大的收益。

需要着重指出的是，所有瑞典公民，无论受教育程度和收入状况如何，都有权利获得平等的医疗。这是一项合法权利，也就是说除了其他待遇，在患有威胁生命或其他严重的疾病时，人人还都有权获得一次新的医学评估（第二诊疗意见）。不仅如此，医疗服务机构应该协助你获得这次评估的机会，并且它不应比常规诊疗费用高。你无需证明为什么想要第二诊疗意见，只需向你的医生请求帮助即可。这不意味着你以任何方式放弃了第一次得到的诊疗意见，也不是批评治疗你的医生。获得新的医学评估的权利是为了让你安心，并得到最好的治疗。

落地旅客的凝血问题

血液平衡总是行走在刀刃上：如果血流得过于顺畅，人就会失血而死；如果血流得过于迟缓，人又会死于血栓。问题就在于我们的生活具有不可预测性（至少从凝血系统来看是这样的）。人在假期旅行期间，凝血系统会面临一系列或大或小的危机：你上了飞机，屈腿久坐 10 个小时。到了目的地后，当你赤脚在沙滩上溜达时，踩到一只尖锐的贝壳，脚下被划出一道伤口。你不会去担心这道伤口，但从凝血系统来看，这与刚才是两种完全不同的状况。在飞机上被激活的凝血功能会产生灾难性的后果，腿部静脉中形成的血栓会移动并阻断肺部的血液供应（肺栓塞）。假如血液无法凝固，一个小伤口也会很危险，因为只有凝血才能止血。无法凝血将导致失控的出血，而且出血不仅来自开放性创伤。有严重凝血功能障碍的患者可能在鼻腔、胃肠道的黏膜处自发性出血，还可能因此死亡。

小结 —— 心梗

你的心脏非常奇妙。从你还是个小小的胎儿起，它就从未休息过，一直到你死亡的那一天，心肌还在收缩。仅在一年之内，心脏就会跳动千万次。在瑞典，心血管疾病是最常见的死亡原因，平均每小时发生约 3 次心梗。如果你或你的亲人出现了无法辨别的胸痛或不适，应该马上寻求急救，不要自己开车。由外力或运动引起的疼痛通常与心脏无关。

心梗是由冠状动脉阻塞引发的，由这段堵塞的冠状动脉供血的心脏部位会发生缺氧。心肌死亡后会在心脏上留下瘢痕。任何人都可能发生心梗，风险会随年龄增长而升高，但即使是 30 来岁的人也有风险。心梗可以表现出不同的症状，远非所有心梗都会出现放射到手臂的胸痛这类"典型症状"。女性和男性往往有不同的症状。无症状心梗也很常见，一般在事后通过心电图的变化才能发现它们。心梗最常见的病因是动脉粥样硬化，但也可能是由其他原因引起的，特别是在年轻患者中。动脉粥样硬化的危险因素有遗传、疾病和生活方式，因此大多数人都可以通过多种方式来降低风险。心梗可大可小，也就是说受损心肌的范围不同。查明是否有过心梗非常重要，因为大多数心梗都是由动脉粥样硬化引起的，即使只出现过一次无症状心梗，也应该开始治疗，以避免下次出现更大范围的心梗。心梗会造成心脏的电活动紊乱，进而导致心搏骤停。这是一种威胁生命的疾病，必须立即实施心肺复苏。

下一章将讨论如何治疗心梗。你还会了解到一根极细的钢丝在心脏里活动时会是什么感觉。

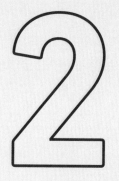

在医院

这是我的心脏，
它在我前方那块 80 英寸的屏幕上亮了起来。

马丁：

圣戈兰（即圣乔治）显然是在遇到危险、激动不安或天气恶劣时受到召唤的。最后那条大概与我并不那么相关。尽管危险、激动和勇敢听起来对一所以圣徒命名的医院不错，但当我走进圣戈兰急诊科的大门时，还是感到有点不寻常的过度兴奋。

我同一位医生进行了简短的交谈，讲述了事情经过以及家庭医生谢丝廷说过些什么。年轻的医生一直在听，偶尔做些记录，并问了几个问题，我几乎同步回答："没有。"胸部没有压迫感，下颌和手臂不觉得疼痛，呼吸也不急促。我说现在可以在医院的走廊跑个一万米，跳绳或做俯卧撑也没问题，不过那位医生立即就确定地说完全没必要。整个经过感觉极不真实，我挺好，可为什么会在这里？

医生开了血液检查和心电图检查的单子，然后我就被安排在一张病床上等待。我现在大概正式成为一名病人了。过了一会儿，我的弟弟雅各布过来陪我。我们简单聊了一下那天的大致情况、发生的事以及假如我的心脏真有问题的话，可能会是什么病。一名护士检查了我的脉搏和血压，都相当正常。我在工作中去过不少医院，这家似乎非常安静，还有种奇异的愉快氛围，甚至有些谐谑。下午我要见一个约好的客户，估计那时候已经能从这里出去了。

可当血液检查结果拿回来时，仿佛乌云遮住了太阳，轻松愉快的心情消失殆尽。此时有一种显而易见的严肃感，尽管没人想吓唬我说结果很危险，但气氛明显在变化。一位上了年纪的医生被叫了来，他两鬓斑白、眉毛浓密。他没有多说什么，只平静微笑着说我将被送入心脏重症监护室。我说可以自己走过去，但医生说不行。于是，我就坐在那张病床上，被护送着出发了，医生在一边，雅各布在另一边，一位看护员推着病床，一位护士走在床前方。在走向电梯的途中，我问医生出了什么问题。到底发生了什么？

"你的肌钙蛋白水平很高，我们必须找出原因。"

"什么是肌钙蛋白？为什么会升高？"

"这是一种心肌细胞内的酶，当心脏受到损伤时，这种酶就会脱落，我们便可以在血液中追踪到它。6 小时后会检测一个新值，看看它的变化情况。"

"我的肌钙蛋白值现在是多少？"

"781 纳克每升。"

"那么正常值应该是多少？"

"15 纳克每升以下。"

"这个值太高了！这是怎么回事？"

"还不知道原因，过几个小时，等有了更多检查结果，对你进行观察并开始治疗后，我们会知道得更多。现在，我们把这视作心梗处理，直到获得否定的证据为止，我们会用药物稀释你的血液。"

出于某种原因，我脑子里一直在想着前不久才报名要参加一项游泳比赛，好像这才是此刻最重要的事情。

"两周后我有个游泳比赛，还能参加吗？"

"根本不可能。"

我们来到了病房前面，棕色的门上写着"HIA- 心脏重症监护室"，我开始感到越来越焦虑不安。我们经过一个护士站，负责我的急诊科护士在那里停留片刻，和其他人交谈了几句，然后我就被"交接"了。那位护士和眉毛浓密的医生跟我告别后返回急诊科。我被送进了病房，里面有两张床，另一张床上没有人。一名护士给我贴上了心电图的电极，连好了心率监测仪和血压仪。她的工作井井有条，看着就是做过成千上万次的。病房里的行动很安静，房间的门是打开的，我看到走廊里有人来来往往。雅各布在病房里陪了我一会儿，不过他当天要值晚班，必须去他所在的城市另一端的医院。我紧张忙乱地寻找起更多的信息，我在谷歌、Pubmed（公共医疗数据库）和各种医学网站上搜索，想要找到答案。真的是心梗吗？会不会是其他的病呢？在急诊科时他们提到了心肌炎，还说可能会是这个原因。要是那样的话，我的感觉就好多了，甚至有点受宠若惊，因为那是年轻人和身体强壮的人会得的病。我虽然没那么年轻，但与科室里的其他患者相比，我就算一个少年了，至少比大多数人年轻20岁。几个小时后，另一个患者被送进了我的病房，我们试探性地说了几句话。这个房间，以及整个科室的情形，给人一种并非自己选择的亲密感，可我们此刻都在一个不可能有距离的空间中努力创造某种距离。我们的床被一层薄薄的帘子隔开，我能听到他的呼吸声，知道他在床上翻身。

下午晚些时候，我的家庭医生谢丝廷打电话来询问情况。或许她有预感，抑或在病历中看到了我已经住院的信息？她的关心让我极为感动，原来圣戈兰医院并没有收到我之前的心电图，所以她把它送了过来。

病房有固定的日常作息：饭后是休息，休息后是查房和新的血液检查。房间里有电视，我也可以看手机，但却无法真正集中注意力。时间过得很慢，但同时又过得很快。几小时后，另一位医生进来说，我的肌钙蛋白值已经上升到 1 000 多纳克每升了。这个结果除了听起来高得令人害怕外并没有提供更多信息。它能升到多高？没人知道，即使他们知道，也不太愿意说出来。稍后会有其他人来和我谈谈，也可能是明天。脑子不停地在转，却没有明确的答案。

我睡得很不好，焦躁不安，大脑仿佛一直在记录着最轻微的身体变化。这些气味、管子，没有一样能让我忘掉此时身在何处和为何在此。我在手机上留了些便签，以记下早上查房时想问医生的问题，还有要检查的事项。每隔几个小时，就有人进来，又有人出去。医院的工作人员当然是轮班的，一段时间后，我就不记得见过的每个人的名字了。思绪一直乱转，我无法入眠。这会是我的最后一晚吗？那种生活永远在继续的感觉被扯断了，先是被下落的空虚感取代，接着便是恐惧和不确定。我尚有幼子和贤妻，几小时前还十分健康，这样可不行。然后现实的问题冒了出来：谁将哄孩子们睡觉？谁帮他们解决家庭作业问题？所有的生活场景历历在目。几滴泪流下，恐惧袭来。我不想把油箱里的油耗尽，得堵上它。我还不到死的时候，这一定是个错误。

一大早，我就被告知要进行心脏检查——冠状动脉造影。我不是很清楚这个检查决定是如何、何时以及基于什么理由做的。一位护士进来，非常简短地告诉我，很快就会做完。我有一种感觉，好像自己上了火车或飞机，没有人问我去哪里，我只是听从驾驶者的摆布而已。他们显然考虑过在昨晚就做这个检查，但后来还是决定等到早上再做。时间很紧，他们已经在等我了，很快就做完了准备工作，我吃下一片镇静剂，然后有人把我的病床推到造影室。我来不及给索菲亚打电话。

血管造影室和医院里的其他地方截然不同，那些地方给人的感觉是老派的，有 20 世纪 80 年代风格的标牌和看起来是从 60 年代电影中走出来的病床。而血管造影室却像是踏进了通往未来医学的大门，看起来像是电影《星球大战》里的场景。一切东西都是白色和流线型的，巨大的屏幕悬挂在天花板上，设备看起来很先进且美感十足。工作人员都穿着手术服，对我非常友好，口罩上方是一双双亲切微笑的眼睛在迎接我。我自己上了操作台，一名外科护士对我的右手腕消毒、铺单。一位医生将针刺进我的手腕，有点疼，但没有预料的那么剧烈。我觉得紧张，但没有真正感到害怕。也许是那片镇静剂起了作用，我才不那么担心？不过房间里的气氛也十分平静，工作人员像是在烘焙店工作或在剪辑电影。他们既放松又专注，这增强了我的信心，我问了很多问题并得到了友好的回答。我的右手腕上有压迫感，在导管插入时，我感到有点冷，但不痛，仅仅有种超现实的感觉，像是有什么东西在我体内越行越远。导管从我的手腕进进出出，手术医生的操作很迅速，有时我会听到嗖嗖的声音，他的工作就像烟囱清扫工一样：从手腕到手臂，最后抵达目的地——心脏。

"现在你要屏住呼吸。"手术医生简短地说。我于是憋住气。

"可以呼气了。"几秒钟后我听到这个指令。

医生一边监测，一边注射造影剂。当对比度足够高时，我在一块大屏幕上看到了像烟花绽放般的图像。这是我的心脏，它在我前方那块 80 英寸的屏幕上亮了起来。这与我第一次看到孩子的超声图像时的吸引力并无二致。我向医生提了更多的问题，并立即得到了回答，不过当我问到植入金属支架是否会有冠状动脉破裂的风险时，医生说他现在得继续回到操作中。没人希望一个医生在刺入你的心脏时感到不必要的压力，所以我决定留着问题再等等。

造影突然就结束了。医生测量了一项新的数值，并拔出所有的导管，然后一切完毕。我的冠状动脉被打通，一条长 20 毫米、直径 3.75 毫米的金属支架被置入我体内。我将在余生中一直带着它。它不是在靠近心脏的地方，而是在心脏里面。

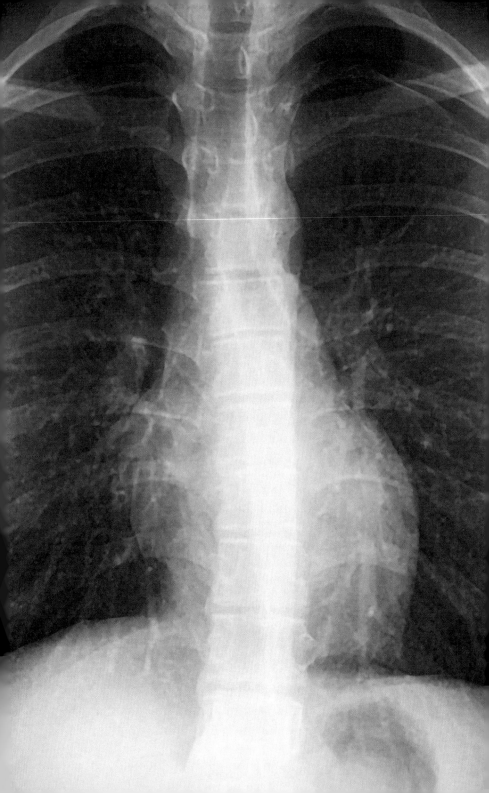

心脏的纤维远远优于其他任何器官的，因为没有其他器官能进行如此持续而艰苦的工作。

——克劳狄乌斯·盖伦

在医院

瑞典的急诊科是个奇妙的场所。它是一个社会截面，来这里的老年人和残疾人居多，但所有人都需要紧急救助，无论是遇刺的外交部部长还是吸毒过量的流浪汉，最终都会躺在冷光下的硬板床上。

急诊科医生无法看到心梗，无论大小或是否典型。他们能做的是寻找间接迹象：由心梗引起的症状。这些可能是你一直寻找的症状（放射到左臂或下颌的胸痛、气短、晕眩），心电图的变化（心梗会导致心脏膨胀和炎症，影响电流通过心脏的路径）和血液检查（当心肌细胞受损时，肌钙蛋白之类的微小成分会进入血液中，因而可被检测到）。另一项检查是超声心动图，它可以显示出缺氧导致的心壁运动减弱，心肌损伤或瓣膜问题。为了确诊心梗，医生需要看到几条"线索"指向同一方向：胸痛、心电图变化、血液中肌钙蛋白升高同时出现，那么心梗的可能性就很高。为了确保万无一失，患者需要做一次冠状动脉造影。只有这样，才能真正明确是什么导致了心梗。

肌钙蛋白 —— 好比建材中分解出的沙子

当肌细胞受损时，它们会分解成微小的成分，能在血液检查中被测量到。肌细胞破裂成碎片，这听起来很可怕，但实际上并不那么糟糕。人体处在一个不断产生和分解细胞的状态中。如果你的大腿被狠狠地踢了一脚或跑了一次长跑，那么一定有大量的肌细胞被破坏，之后又会重建。在很多方面，心脏在人体肌肉中是独一无二的，因此它有一个特殊的结构。如果说人体其他的肌细胞都是由花岗岩制成的，那心脏就是由大理石做的。如果心肌细胞出现损伤，你就能在血液中看到微小的大理石颗粒 —— 肌钙蛋白。除了心梗会导致血液中的肌钙蛋白水平上外，体力活动、肺栓塞、心肌炎和心脏创伤都会提高肌钙蛋白的水平。肌细胞损伤后数小时，肌钙蛋白水平上升，之后缓慢下降。如果第一次血液检查做得太早，接近心脏实际受伤的时间，那么肌钙蛋白水平可能还没来得及升高。因此，医院一般是每 6 小时抽一次血来测量"肌钙蛋白曲线"。其中有两个指标很重要：一个是曲线是否在下降，据此来判断损伤情况是否恶化并继续导致肌肉分解；另一个是峰值，因为它与受损肌细胞数量成正比，峰值越高意味着损伤越重。但是，肌钙蛋白水平对预后和疾病的长期进展意义不大，心肌炎可能会造成极高的肌钙蛋白值，不过痊愈后心脏在一段时间内便会恢复以前的功能。

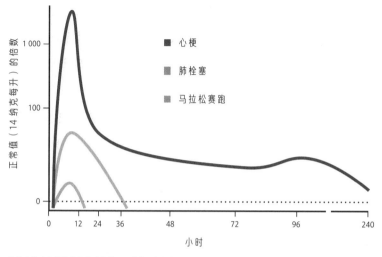

肌钙蛋白曲线

导致血液中肌钙蛋白水平升高的原因并非只有心梗。

资料来源:《自然综述:心脏病学》(*Nature Reviews Cardiology*)。

直接使用的急救药品

任何高度疑患心梗的人送医时都要先给药,以阻止血小板凝结形成血栓,从而降低心梗面积扩大的风险。如果出现胸痛,也可以用硝酸甘油治疗,它能使冠状动脉舒张,增加流向心脏的血液。硝酸甘油大多以喷入口腔的方式给药,最常见的副作用(三分之二的患者会出现)是剧烈头痛。通常也会用吗啡来止痛。

记住:如果感到疼痛,一定要说出来,这很重要。疼痛不是你的朋友,而是敌人。疼痛会让应激激素增多,从而增加心脏的工作负担和耗氧量。只要有可能,都应该尽量减轻疼痛。

雅各布 作为一名麻醉师，我大概经历过几百次心脏急救，它们很相似，却绝不相同。我们会按照既定的程序和同样的方式工作，但有太多的变量和未知因素，因此没有两个病例的处理过程完全相同。当警报响起，心梗患者被送来时，有两个情况最为重要：患者和时间。通常我们会得到从救护车或急救中心发来的患者年龄、病情简报和预计到达时间。接着我们会召集一个由一名急诊医生、两名护士和一名看护人员组成的接诊小组。急诊科往往还有其他人在场，包括助理医生、实习医生和救护员。在等待救护车的过程中，我会尽可能多地了解患者的信息。此人有多大年纪？有无过往病史？最近是否患病？因为在几分钟内，我们就要做出可能改变患者命运的决定，需要最大限度地了解事实。

我在脑中琢磨的另一个重要问题是当时医院的情况怎么样。虽然从理论上讲，医院的处置能力应该一直是相同的，但实际并非如此。在将患者送入重症监护室时，那里已满员和还有 4 个空床位的情形是有天壤之别的。我们此时全部都在急诊科准备接收患者，但很快患者就会被转入其他科室。如果患者情况稳定，就会被送入病房；假如情况不稳定，就会送到放射科去做紧急冠状动脉造影。手术室里此时又是什么状况？有谁在工作？他们是否有能力接手一个急诊患者？我们可以动用直升机运送患者吗？

急诊科都通过分工来检查需要的设备和药品是否充足。医院还会对我们认为稳定和不稳定的患者进行重要的区分。前者是能够维持血液循环的。如果患者情况不稳定，或者正在进行心肺复苏，我们会召集更多的人员来帮忙。当救护员抬着担架进来时，便是一个开始的信号，每个人都想立即开始处理患者。不过此时重要的是不能操之过急，要先听救护员的报告。救护员有宝贵的信息，说明在接到患者时和送医途中的情况。如果没有从他们那里获得正确的信息，可能会错过重要事实。还有一点也非常重要，除了接诊小组外，急诊科里通常还有很多人：救护员、实习医生和患者亲属。有时，急诊科可能有 10～15 个人，每个人都应尽可能获得相同的信息。有计算机系统、白板和处理步骤来帮助我们做到这点。我们还要最大限度地使接诊工作标准化，在紧急情况下，不应该依靠发明创造。不过即使如此，也没有两个病例是相同的。有时抢救工作很顺利，每个人都齐心协力，一切朝着正确的方向发展。当工作进展顺利，抢救成功时，感觉会很棒。一个患者濒临死亡，而我们却阻止了死亡的发生。

急诊科里的每个人都在做什么？

有时，在急诊科里会感觉时间像是停滞了，根本没有任何事发生。因为这儿大部分时间都是在等待患者、医生和护士。患者等待取样和检查结果的到来，等着就诊和诊断结果。这种状态是因为医学已经变得极其专业化，以至于每个病例都会有很多专家参与。一次"典型"的急诊可能会涉及与5～10人的直接接触和与更多人的间接接触。

急诊科是一个接收患者和分类的地点，患者经过急救后就会被送走。绝大多数患者之后可以直接回家，有些则会被送入病房接受进一步护理或观察。还有些患者会被直接送进手术室或被转到其他医院。被转诊到另一家医院的情况很常见，因为不是每家医院都能进行所有的手术。在斯德哥尔摩，心脏手术都在卡罗林斯卡医院索尔纳分院进行，而距离市中心20千米外的卡罗林斯卡医院胡丁厄分院主要负责肝脏手术。这有点令人费解，甚至有些愚蠢，但这就是专业细分的结果，加之瑞典是一个地理面积不小，但人口相对较少的国家。由于这些原因，有些医疗已是全国级的：心脏移植手术只能在隆德和哥德堡做，儿童心脏外科手术只能在隆德做。

并非每家医院都能做冠状动脉造影，所以心梗患者可能会被送到更大的、可以进行这项检查的医院。

急诊科会对患者进行一个快速评估（分诊），由经验丰富的护士或医生来做。他们会根据症状和简单的检查，比如脉搏、血压和呼吸频率，来进行评估并确定优先级。对患者进行分类的方法有多种，最常见的是绿、黄、红三色。绿色代表不需要立即治疗、病情稳定的患者；红色代表如果不治疗，病情就会很快恶化或危及生命的患者；黄色代表病情稳定但如果不尽快采取措施则有恶化风险的患者。分类并非一成不变，如果患者出现更剧烈的疼痛或呼吸问题，急诊科就会改变其分类。

比较和透视医院工作发展的一种方法是看死亡率的变化。尽管心血管疾病是我们社会的第一大"杀手"，这个领域中还是发生了一些相当惊人的变化。让我们看看数据，它反映了过去40年来65岁

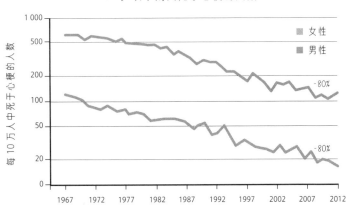

65岁以下成人死于心梗的人数

这是芬兰进行的一项大规模研究，结果发表在《英国医学杂志》上。芬兰在20世纪60年代有极高的心梗死亡率，之后死亡率便急剧下降。许多国家都有同样的趋势。
资料来源：《英国医学杂志》（*BMJ*）。

以下的成年人心梗死亡率的变化。

心梗的死亡率已经下降了 80%，这是一个非常显著的变化。它是由多种因素共同促成的：新的药物、新的手术方法，以及在全人口范围内系统性的生活方式改变。

让人疑惑的是，心梗的死亡率正在显著下降，但为何还是如此常见。这是因为患者虽然能在第一次心梗后幸存下来，但在以后的日子里还是可能经历多次心梗发作。而在过去，由于心梗无法得到有效治疗，患者死亡得更早。

急诊后的治疗

发生心梗的患者会被送入重症监护室，原则上有三种治疗方案供选择：保守治疗、经皮冠状动脉介入治疗（PCI）、冠状动脉搭桥手术。到目前为止，心梗后最常见的程序是进行紧急冠状动脉造影。如果心脏内科医生看到适合 PCI 的病变，就会立即进行治疗。如果病变范围较广，或是患者情况特殊，医生可能会选择保存图像，以在治疗方案会议上一起讨论患者的情况。这类会议通常每周举行一次，心脏内科医生、PCI 医生和胸外科医生会共同讨论可能的最佳治疗方案。

简而言之，几乎每个心梗患者都要做冠状动脉造影检查，根据造影显示的情况，再决定药物治疗、PCI（通常直接与冠状动脉造影一起进行），或者在治疗方案会议上讨论后进行其他治疗，一般来说是搭桥手术。因此，冠状动脉造影有决定命运的意义，同时也会引导治疗方向：如果冠状动脉看起来并未受影响，则根本不需要治疗；如果冠状动脉出现严重病变，那就需要做搭桥手术。

仅保守治疗

医生们有时会谈及保守治疗或单纯药物治疗，在不同的情况下保守治疗的含义并不相同。它可以被理解为"谨慎处理"。尽管每位患者都应该被慎重对待，但在此处，保守治疗是指避免患者遭受不必要的痛苦或风险。如果最近一次冠状动脉造影显示大范围狭窄，不承受较大风险便无法治疗，那么保守治疗可能会换用药物，但不进行手术。

保守治疗也适用于那些冠状动脉造影显示病变很少或没有病变的患者。所有心梗发作中只有很小部分（约10%）是由动脉粥样硬化以外的原因引起的。

紧急治疗：PCI

在瑞典，到目前为止，心梗发作后最常见的治疗方法是PCI，有时也被称为气球爆破，或者更正确的说法——气球扩张术（并没有东西被爆破）。将导管插入心脏的发明获得了1956年诺贝尔医学或生理学奖。

PCI是一种疏通狭窄冠状动脉的技术，是在患者清醒的状况下进行的。该手术在手术室（造影室）进行，需要先进行冠状动脉造影。医生会在患者手腕或腹股沟处进行麻醉，然后将一根极细的导管插入动脉。这根导管会穿过血管，经过主动脉，进入心脏的冠状动脉。通过导管注入造影剂可在X射线下显影，这样便能对冠状动

冠状动脉造影

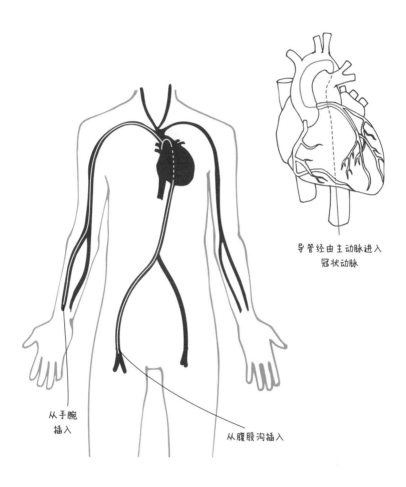

导管经由主动脉进入
冠状动脉

从手腕
插入

从腹股沟插入

一根极细的导管从手腕或腹股沟插入动脉。

PCI: 植入支架

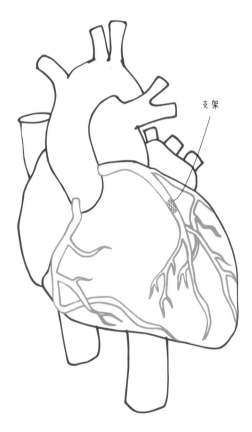

支架

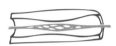

1. 带有气球的支架被植
   入冠状动脉

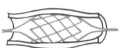

2. 气球充气，支架撑开

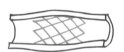

3. 气球和导管被撤出，
   留下支架

脉进行成像并观察其狭窄的状况。这一过程被称为冠状动脉造影。这样做的原因是为了看到冠状动脉是否已经变得过于狭窄，甚至完全堵塞。如果观察到上述情况，医生就会尝试修复狭窄或堵塞的冠状动脉。使用这种方法对冠状动脉进行修复就是 PCI。

　　冠状动脉造影和 PCI 的区别在于，冠状动脉造影是一种 X 射线检查，只查看冠状动脉的状况，而 PCI 是根据冠状动脉造影中看到的情况，将一个小气球推进冠状动脉已变狭窄的部分并撑开血管。最常用的治疗方法是将一个小的金属支架插入被撑开的冠状动脉，作为内部管道。因此，完整的 PCI 是冠状动脉造影加上手术。除了观察血管状况外，医生还可以测量血压和血流量，以评估冠状动脉狭窄是否影响血液流动。2015 年，瑞典进行了约 40 000 次冠状动脉造影，其中约有 22 000 次为完整的 PCI。就此可见，PCI 是一种很常见的检查和治疗方法。

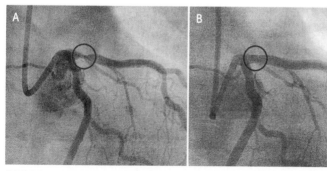

这两张图显示了治疗的过程。图 A 的红圈区域显示了冠状动脉狭窄处，此处可能已经有动脉硬化。图 B 显示的是同一条冠状动脉，但此时可以看出红圈区域直径明显变大。医生已经在此放入一个气球，并进行充气，血管被撑开。

何时采用 PCI？

PCI 的目的在于打开冠状动脉并用支架保持它的畅通，从而恢复心肌供血。如果你已患有心绞痛，PCI 往往能立即缓解症状。心绞痛是由心肌缺氧所致，当心肌血流恢复后，疼痛便会消失。研究人员已对这种治疗方法进行了充分的研究和记录。PCI 在预防潜在的心梗发作方面却没有取得同样的成功。心梗是一种复杂的疾病，它通常不是简单由单一的冠状动脉狭窄造成，所以并非只要将狭窄处打开就能解决一切问题。患有冠状动脉疾病的人也总是有并发症的风险，比如装入支架的血管再次堵塞（再狭窄），或是心脏其他区域发生心梗。

记住：一定要与你的医生讨论为什么要进行某项治疗，以及它的预期效果怎么样。那些没时间的医生应该少看些病人。医患间讨论治疗方案对于手术来说尤其必要，因为一旦做了就无法挽回，对于引入新的药物来说也是如此。更多关于药物效果（和缺乏效果）的内容会在后面谈及。

特殊病例

有一类心梗被称为透壁性或 ST 段抬高型心梗（STEMI）。之所以有这样的名称，是因为它们在心电图上呈现出一种特征明显的图像。它们影响到整个心壁，尽早进行治疗非常重要，因而这类心梗的患者通常会立即接受 PCI。如果由于各种原因无法马上进行 PCI，往往会用一种可以溶解血栓的药物来代替。这种被称为溶栓的治疗方法，是将一种能够强力稀释血液的药物直接注射到血液中，起到缓解心梗的作用。但它有缺点：这是一种非特异性治疗，抗凝血的作用对人体内全部血液有效，而不仅仅是冠状动脉里的血液。PCI是一种比溶栓更有效的治疗方法，但溶栓治疗比不治疗好。在溶栓治疗后也可再进行 PCI 治疗。

关于 PCI 的常见问题

是否疼痛？

在将 PCI 的导管插入手腕或腹股沟之前，医生会用一根细针进行局部麻醉。打麻醉药时的疼痛和被黄蜂蜇一下的刺痛和紧张差不多。导管插入部位的周围都被麻醉，因而在插入导管时一般不会觉得疼痛。但是被触碰的感觉往往依然存在，你可以感觉到身体内的导管，这通常被描述为一种"怪异的感觉"，而不是疼痛。当患者的血管狭窄处被撑开时，会短暂感到胸部疼痛。

是否有危险？

所有医学治疗都有副作用和风险。瑞典和世界各地已进行过大量的 PCI，严重的副作用极为罕见。许多人希望有一个数字或百分比可以参考，但风险取决于心脏的具体病变，更取决于患者的身体状况和年龄。并发症会随着年龄的增长而增加，但影响并发症最重要的因素是患者自己的病情。

手术中是完全清醒的状态吗？

几乎所有接受PCI的患者在手术前都会被注射镇静剂，以减轻他们的焦虑并增加舒适感。不过如果患者有意愿，可以要求处于完全清醒的状态。如果在手术期间感到不适，也可以要求获得止痛药或镇静剂。在全身麻醉情况下进行PCI极为罕见。

必须躺着一动不动吗？

原则上是这样。当然，患者可以呼吸，有需要的时候也能打喷嚏。不过在短时间内完全静止是很重要的，比如手术医生通常会要求患者屏住呼吸几秒钟。在手术过程中患者是躺在床上的，想要改变姿势时，可以直接问手术医生是否可以。

手术需要多长时间？

这取决于需要做什么。手术肯定需要做一些准备工作，比如开启监测心电图、脉搏和血压的仪器。外科护士要对插管部位做准备，进行消毒、铺单。如果插管部位在腹股沟，还需要剃掉一部分毛发。冠状动脉造影大约需要20分钟，PCI大约需要40分钟。但对一些罕见的严重病例，手术时间会有较大变化，可能需要几个小时。

住院多长时间？

这取决于治疗的类型、患者的病情和自我感觉。如果只做不含其他项目的冠状动脉造影（仅注射造影剂和观察冠状动脉），患者通常当天就可以回家。如果患者做了PCI，有一条或多条血管被放置了支架，通常要住院 1～2 天。住院观察时间的长短取决于多个因素。首要是确保患者感觉正常，术后没有出现任何并发症，因此要监测心率、血压和心电图。之后还有很多信息需要传达给患者。

支架要在心脏留多长时间？能移除吗？

支架是永久性的，也就是说它们在正常情况下不会被移除。支架的设计是为了让血管壁长入支架，然后牢固地嵌在一起。不过在罕见的情况下，支架会松动，需要通过 PCI 或其他手术取出。这种并发症相当少见，而且往往发生在植入支架时，所以不必担心已经植入的支架会脱落。

一个人会被植入多个支架吗？

一个人可能被同时植入几个支架，也可能多次被植入支架。有时也可以通过将新的支架植入已堵塞的旧支架中，从而使旧支架再度打开，这就是支架套支架。还有可能在冠状动脉搭桥手术（下一节将详细介绍）中放置支架。有一项并不会令人羡慕的纪录，一名美国男子在 28 次 PCI 中总共被植入了 67 个支架。

冠状动脉搭桥手术

PCI 是一种精巧的介入治疗，所用的是配备 X 射线机的 PCI 手术室或血管造影室。它与冠状动脉搭桥手术有很大的不同，后者是在手术室里进行的大型外科手术。当 PCI 在 20 世纪 80 年代初开始流行时，人们以为它会取代搭桥手术，对许多患者来说也确实如此。但搭桥手术对许多冠状动脉粥样硬化患者仍有重要作用。心脏内科医生会对手术进行整体评估，搭桥手术比 PCI 规模大得多，必须权衡患者的风险和收益。首先，医生会查看患者的冠状动脉出现何种病变，范围有多大，哪些血管受到影响。然后，再看一下患者的病史和身体各项功能的状况。一旦医生收集到了所有的背景资料，就会召开一个多学科治疗方案会议。他们每周都会讨论不同的病例，心脏内科医生向胸外科医生介绍患者情况，并讨论他们认为对患者最佳的治疗方案。有时权衡利弊很难，特别是对于已经做过几次手术的患者。

冠状动脉搭桥手术是在患者全身麻醉下进行的，有不同的路径进入心脏。最常见的是从胸骨正中纵向切开，打开胸廓。另一种路径是从胸部的侧面进入。对于某些病例，手术可以通过胸部的一个小切口进行，这就是微创手术。手术中最常使用心肺机，外科医生先将血液从心脏导入心肺机中，然后通过向血液中注射药物使心脏停止跳动。手术期间，身体通过心肺机进行血液循环，以便外科医生对静止的心脏进行手术，在翻转心脏时不用担心它对血液循环造成影响。外科医生有时也可以在跳动的心脏上进行手术，这被称为非体外循环手术。以上手术方案的选择取决于病变的属性和位置。有时，外科医生在手术开始阶段不使用体外循环，但到后面却需要打开心肺机以最大程度暴露手术视野。一旦手术完成，连接心肺机的管路就会被断开，让血液重新回到心脏。患者会被注射新的药物，医护人员会对其心脏进行小强度的电击以使其恢复跳动。在检查了心脏与血管都紧密连接且功能恢复正常后，医生会将患者的胸部重新缝合。手术结束后，患者会被唤醒并送往重症监护室。

手术中如何处理冠状动脉?

冠状动脉搭桥手术的目的是绕过动脉粥样硬化的区域。想象一下,你在乡下的老式铸铁水管堵住了,水无法从蓄水槽流出来。当时又值仲夏,一切都忙乱不堪,附近也找不到水管工。你可以在水管高处和低处各钻一个小孔,然后用一段软管把两个钻孔连接起来并绕过堵住的水管。现在水路通了,乡间生活也恢复了平静。搭桥手术的原理完全相同(略有不同的是,手术用的"软管"直径只有3~4毫米,是生物材料构成,而且是安装在心脏上的)。外科医生用的不是普通软管,而是人体自身的血管。他们一般会尝试用患者自己体内的一条动脉,将其与冠状动脉相连。另外,静脉也可以用来做连接。外科医生会从患者身体的其他部位,通常是小腿,取一段静脉。你应该听说过有人做了双支、三支或四支搭桥手术,这指的是移植了多少条血管。

人们不禁会问,移植的血管如何与冠状动脉紧紧连接在一起?其实移植的血管是用极细的线缝合在冠状动脉上的。这种线是一种生物材料,比硬塑料管之间的连接要紧密很多。

胸外科医生怎么说?

马蒂亚斯·科瓦西奥上了电视台的晨间节目,他站在镜头前,手里捧着一颗心脏。这是一颗猪心,像小号的人类心脏。他充满自信地拿着这颗心,它就在他手中静止不动。马蒂亚斯是斯德哥尔摩卡罗林斯卡医院的胸外科医生和冠状动脉搭桥手术负责人,因此握住心脏是他每天都在做的事。

双支搭桥手术后的心脏

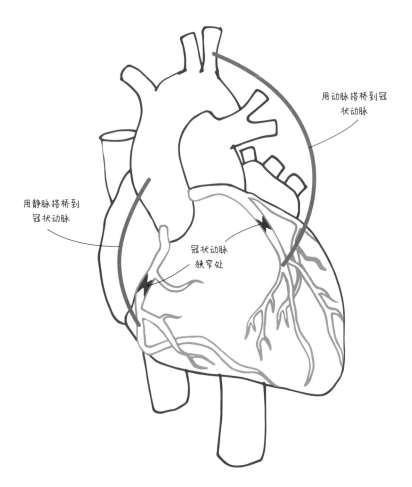

用动脉搭桥到冠
状动脉

用静脉搭桥到
冠状动脉

冠状动脉
狭窄处

静脉取自患者小腿。动脉曾为胸壁供血，但可以被其他血管代替。狭窄的冠状动脉有了两条环路。

马蒂亚斯·科瓦西奥，胸外科医生　我猜大多数人都怕心脏在手术中暂停后就不会再次跳动。他们看了太多的电影，认为心脏可能彻底停跳，自己将死在手术台上。但这种情况极为罕见，几乎从未在搭桥手术中发生过。对我们外科医生来说，最大的挑战是为每一位患者做正确的手术。

关于冠状动脉搭桥手术的常见问题

它有危险吗？

有，但不像你想象的那么危险。搭桥手术是一个大型而复杂的手术，即便如此，在手术中和手术后一个月内死亡的概率为2%～3%。个体的风险会有很大差异，这取决于手术类型、年龄、身体状况和是否有其他疾病。一般来说，紧急手术的风险高过择期手术。

有哪些风险？

手术并发症的发生率在20%～30%，同样取决于手术对象和手术的具体操作。

最常见的并发症是各种类型的心律失常，比如心房颤动或心室颤动。有些并发症可以治疗，有些则是永久性的。但在心律失常的情况下过完整和正常的生活是可能的。

不少做过搭桥手术的人都会出现记忆丧失或思维混乱。对大多数人来说，这种情况通常在6～12个月后会好转。手术时使用心肺机（体外循环手术）的患者目前看来更有可能出现这类并发症，但原因不明。抑郁也是常见的问题，我们将在后面讨论它。

其他可能发生的并发症有心梗、中风、出血、感染和肾衰竭。这些并发症通常会在患者住院期间发生，可以立即得到救治。

是否疼痛？

很遗憾，这个手术会造成疼痛。搭桥手术本身是在全身麻醉下进行的，患者不会有任何感觉。但这是个大手术，会造成一些组织损伤，所以术后会出现疼痛。所有患者都会混合使用不同的止痛药，与心梗一样，疼痛不会自行消失。因此，尽可能有效地缓解疼痛尤为重要，这样患者才能自由活动身体，比如正常咳嗽。术后主要是胸骨和肋骨上的伤口引起疼痛，有些医院会直接在背部使用硬脊膜外麻醉，只对疼痛区域止痛，而不是像吗啡那样麻痹整个身体对疼痛的感觉。甚至有时可以只靠硬脊膜外麻醉，就对一个清醒的患者做完整的搭桥手术。

手术时间是怎样安排的？

如果是择期手术，患者将被告知入院日期，并在入院当天与外科医生、麻醉师、护士和物理治疗师见面，他们将告知患者手术的相关信息。通常入院时会进行一些检查，比如心电图或超声心动图。

手术一般需要2～6小时，主要取决于患者的解剖结构和需要修复的血管数量。

需要住院多久？

患者手术后通常要在重症监护室观察 1～2 天，此时患者一般是清醒的，但会感觉疲惫和虚弱。之后患者被转移到护理病房，再接受 5～10 天的照护，有些患者可能需要更长期的照护。根据患者所从事的工作类型，手术后通常需要休病假 6～8 周。

托比约恩　挺奇怪的是，我记得手术后的那段时间心情很愉快。体内的吗啡使我处于一种美好的休眠状态。我感到自己是在重症监护室，有医生和护士跟我说话，但当我回忆他们说了什么时，却记不起来任何事。我那时极度疲惫，大部分时间都在睡觉。我不知道自己在重症监护室待了多久，丈夫说是两天。医生们对结果应该是满意的，之后我被转到了普通病房。一个看护员开车送我去那（在瑞典急诊或手术医院与普通病房相隔两地是常见的，所以需要开车护送。——译者注），那里的情况与重症监护室完全不同，混杂着各式各样的患者。在重症监护室，没人和我说话，而在普通病房，我可以四处走动，和其他患者聊聊天。住院区还有午餐和咖啡，以及物理治疗之类的预约活动。病房有已经做过手术的，也有隔天要做手术的。在手术前，我一直过度紧张、焦虑不已，所以现在我觉得自己有责任安抚那些即将做手术的人。就像一个爬山回来的人，可以告诉营地里所有新人该怎么做。山顶上的风没有那么大，一切都会好起来的。

家人来探视，我见到克里斯特很开心。医院甚至还为他过夜做了安排，我有自己的房间，他们给他加了一张床，我们可以共享那段经历，这让人安心不少。在医院住了几天后，我觉得元气恢复了，便出院去心脏康复中心做康复训练。我状态不错，很高兴能离开医院，像是按照既定的路线走回家。

心室辅助装置和其他辅助设备

心脏的主要功能就是泵血，长期以来，人们一直设法通过各种类型的手术来缓解心脏功能的衰弱——从对猪心进行手术到将健康人与病人的血液循环串联起来。早在20世纪初，各种人工方法就被尝试过，其中包括机械泵。这些尝试直到1966年才取得成功。第一个安装心室辅助装置并存活下来的患者是一名37岁的墨西哥妇女，之前做过瓣膜手术。她的心脏受手术影响很大，无法断开心肺机。外科医生便在她的左心房和一条大动脉之间加装了一个泵，绕过左心室，后者因此得以恢复。10天后，这名患者的心脏复原了（又一次证明了心脏惊人的自愈能力），心室辅助装置被移除。她在整个过程中幸存下来，出院时已完全康复。

目前有几种类型的心脏辅助设备，可在心脏不能正常泵血时使用，最常见的是左心室辅助装置（LVAD）。尽管使用辅助装置仍是一种不常用的治疗方法，将来还是可能会看到更多的人接受体外膜肺氧合（ECMO）或LVAD治疗。LVAD能帮助左心室将血液输送到全身。

ECMO通过膜式氧合器在体外交换氧气，是一种改良的心肺机，用于危及生命但仍可以治疗的疾病。在实际操作过程中，需要将粗大的针插入腹股沟的大血管，通过几条管道将血液引出体外，让血液经由一台膜式氧合器充满氧气，同时排出二氧化碳，再将这些血液送回体内。在澳大利亚等国，ECMO已被正式用于急救部分心脏停搏患者。ECMO能暂时替代心脏和肺的功能，它最主要的用途是争取时间，让医生得以修复心脏（比如PCI或搭桥手术），植入临时辅助装置，或进行紧急心脏移植手术。第一批试验前景乐观，相信未来会有更多患者可以用上它。

一些心梗后有严重心力衰竭的患者可能会出现心动过速等心律失常的问题。这些都危及生命，患者往往会安装植入式复律除颤器（ICD）。ICD可以检测心律，并在心律变得危险并影响心脏泵血功能时电击除颤。

放弃治疗

我们把最重要的留到最后。有一些患者在发生心梗后，完全拒绝接受治疗。他们或者不想吃更多的药，或者没有体力完成检查和手术，或者年事已高，或者病得很重，或者就是不想治了。人可以选择不接受治疗，这是一项有时被遗忘的法定权利。患者不需要论证自己的决定或动机，一个人拒绝的权利应该得到尊重。

医院的许多治疗都是标准化的，如同一列火车有固定的站点和预定的终点。医院提供治疗和护理，但要由患者来决定自己接受什么。如果出于某种原因患者本人无法做决定，家人可以传达他们认为的患者意愿。

小结 —— 在医院

在急诊科，患者是有分优先级的，非急性病的等待时间可能较长。如果你有胸痛，一定要告知分诊台。急诊科的医生无法直接看到心梗，但会根据患者的症状、血液检查结果和心电图变化等间接迹象进行治疗。

如心梗造成心肌损伤，医生可以在血液检查中发现，最常测量的物质是肌钙蛋白。心梗可以用不同的方式治疗，药物和 PCI 是最常见的。PCI 会首先进行冠状动脉造影，以查看病变。如果病变符合手术要求，医生就会用气球撑开堵塞的血管，再植入支架以保持血管通畅。如果在几条血管中都看到大范围堵塞，冠状动脉搭桥手术可能是最好的选择。选择哪种方法是在治疗方案会议上决定的。搭桥手术是一种大型手术，通常是开胸后直接处理心脏的冠状动脉。手术中和手术后出现并发症的风险较高，概率约为 20%～30%，最常见的并发症是心律失常，抑郁和记忆丧失也较常见。搭桥手术需要 2～6 小时，术后恢复时间为数周。在未来，我们可能会看到更多的病人在心梗后使用 ECMO 或 LVAD 等心脏辅助设备。

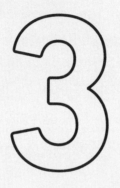

短暂恢复期

这种感觉很奇怪，
前一分钟我身上还接满了管线和监测仪器，
所有的专家都围在我身边，
而下一刻，我马上就被诊断为病情已完全稳定。

马丁：

　　我回到病房，给索菲亚和其他家人打电话。手术完成，一切似乎都很顺利。仿佛在一次不自愿的全家旅行中，家人们略过了途中一站，留我独自前行。不过现在我也到了，安然无恙，躺在病床上，右手腕绑着止血带，除此之外完全没有其他伤口——从外表看来确实如此。那个小金属支架此时已经在我的左冠状动脉中，并将一直停留在那。

　　索菲亚第一个到了医院。她格外冷静，无论整夜脑中是怎样的千回百转，此时都不留一点痕迹。她有那种在危急情况下始终保持镇定的能力。家中为孩子的小伤口包扎，有条理地将面粉冰袋敷在肿痛处的人都是她。

　　然后父亲和母亲来了，带着他们无法掩饰的担心。我尽力做出正常的样子，除了有些眩晕外，我状态还不错。一切都算平静。一方面，他们两人都得过心梗，也做过冠状动脉造影，所以很清楚是怎么回事。另一方面，看到自己的孩子患上常与衰老挂钩的疾病，他们一定会感到反常。他们是否会意识到自己的心脏问题与孩子的有关？父亲把手放在我手上，温暖而厚重。母亲的目光探寻着，这是一种无以言表的关怀。

　　过了一会儿，本杰明和雅各布也来了。他们一定和我一样不敢相信这是事实。我的冠状动脉已经出了问题，他们却还不清楚自己的是什么情况，因而肯定会忧心，为我也为自己。大家围坐在我的床边。孩子们都在学校，很高兴他们没有在这里看到我（索菲亚和我一致认为不要让孩子来探视）。各方面的进展都顺利。此时值得高兴和感激。

PCI 专家也来了，他在印好的镂空模板上画出了我心脏的病变部位以及他完成的工作，看上去像一个水管工用的草图。这种对复杂手术过程进行总结的方式让我感到惊讶，无须图表或数字，而是一幅类似小学生画的画。他一脸平静，看来对结果很满意。然而并非所有问题都解决了，我的冠状动脉中仍有几处狭窄没有被修复。我曾祈愿自己的心梗只是一处血管狭窄造成的，当这一处的问题解决后，就会好起来。即使我还没有痊愈，至少不会带着胸口里的一枚炸弹走来走去。可惜医生并没有给我这种保证，他对我说了再植入更多支架的可能性。或者他们可以再等等，看我的恢复情况，以及锻炼和药物治疗的效果。我请医生让我想想，然后和雅各布简单谈了几句，决定先等待。被卷入一个我无法选择和控制的境况中，还不得不在没有明确答案的问题上做决定，并且错误的决定可能带来灾难性的后果，此时的局面很尴尬。

又过了一会儿，心脏内科医生来到病房，房间里 6 双眼睛急切地注视着他。他似乎并不担心，对于我的一串问题也同样如此。我翻出手机里的问题清单，开始与他逐一讨论。现在我想要的是清楚的答案——不是笼统的套话，而是具体的回答，要对我这样的病例管用。统计数据说明了什么？产生最好结果的决定性因素是什么？

精力充沛又颇具耐心的心脏内科医生戈兰·阿斯塔德回答了我的问题。有时就算我重复说过的话，他仍会保持耐心。我们并不知道所有细节，比如有多少肌肉受损，或者支架未来会怎么样。支架一直都有重新堵塞的风险，接着就会再次发生心梗。我用的支架尺寸不小，因此戈兰反复强调服用处方药对我有多重要。在术后第一年里，我需要额外吃一种稀释血液的药片——倍林达（替格瑞洛）。它可以抑制血小板聚集，让血液像覆盆子汁一样顺畅流动，这样就能防止支架内出现血栓。但它的副作用是增加大出血的风险，因此我不能做接触性运动，不出车祸是最好不过的。停药后，血小板抑制的作用还会持续一段时间，直到身体造出新的血小板。

戈兰回顾了我的治疗过程，概述了发生的情况和未来几天将要发生的事。我没有典型的危险因素：我不胖，从不吸烟，血常规检查正常，经常锻炼，饮食相对健康，没有心绞痛。但我血压略高，约为140/90毫米汞柱，并且有家族遗传，就像阿喀琉斯之踵。我的父亲和母亲在60岁左右时都得过心梗，同样没有其他的危险因素。我们的心脏似乎很脆弱，或者说很僵硬。

他又问了一下我的生活方式，尤其关心我是否有"日程安排的空档"。答案是显而易见的，哪个有孩子的全职父母能回答"是"？我们有3个孩子，我自己是个创业公司的老板。此外，我在晚上和周末也会工作、接电话或回邮件。同时，近年来我的状况已经有了很大改善。几年前我的压力更大，那时出差更多，孩子也更小，睡得比现在更少。最近，我一直感觉应付自如，但我得在日程表里留出更多的空档。集中在一些我能亲自做的事上很不错，除此之外我也无法改变现在的新情况。

戈兰说，我出院前还会与几位专家见面。一位物理治疗师将为我制订一个康复训练计划，这是我所期待的。一位营养师会来了解我的日常饮食，我凭直觉怀疑他到底能做什么，我已经吃得很健康了。一位咨询师会负责我可能需要帮助的精神和现实问题。目前，我在这两方面不需要帮助，但对提出的帮助很感激。整个流程感觉都是标准化的。我如同在途中，到了特定站点就要下车。

最后一次会面是和一位护士，主要谈论我的药物。这听起来像是所有会面中最简单的，后来才发现是最难的。与之前的会面都不同。当护士用"直到下一次告知"来回答要服药多长时间时，虽然她声音温柔，蓝眼睛充满善意，但已裁定我不再是健康人，而是慢性病患者。在医院里，"直到下一次告知"意味着"我的余生"，除非有更好的药物出现。自我意象骤然改变，我，一个从不吃药的人，现在必须每天吃 4 片药——在术后第一年，每天早晚各两片。

时间一分分过去，在病房里，病人来了又走，现在我有了新室友，一位年长的女士，她不知所措地叫个不停。我很快就适应了这里的一些事，但其他的事继续让我吃惊。比如医院糟糕的饮食，那种漫不经心的厨师做的饭，远逊于我在学校食堂吃过的饭菜。面前餐盘里的食物与一个心梗患者的饮食指南毫不沾边。

第三天下午刚过 1 点，我就从重症监护室直接出院了。治疗过程中，我的感觉一直差不多，完全没有任何症状。治疗现在就结束了吗？各种监测仪器与身体断开，没有人检查脉搏和血压，让我觉得脆弱而不安。现在没有人照看我，任何事情都可能发生。我开始对身体信号格外警觉，能感觉到自己的心跳。肚子的叫声都能让我猛地停下脚步，就像一个人走在沙地上，不知道脚下踩了什么东西一样。穿衣服、洗澡和刮胡子这样简单的事都让我乐趣无穷。我享受穿着自己衣服的时间，它们熟悉又亲切。

这种感觉很奇怪，前一分钟我身上还接满了管线和监测仪器，所有的专家都围在我身边，而下一刻，我马上就被诊断为病情已完全稳定，不需要再做任何检查，注意自己的症状就够了。没有心率监测仪之类的设备，也没有测血压或脉搏的提醒，只有"如果你感觉不对，请告诉我们"。我接过小册子，与医护人员握手致谢，然后迈进春天的阳光里。

出院后，我直接去了一家平时喜欢的餐厅，和父母共进午餐。我挺累，还有点眩晕，但被"释放"让人很开心。也许我不该来餐厅，我得"给日程安排留出空档"，放慢生活节奏。可是回到正常生活实在太美好。

晚餐更是格外好，这是个周五的傍晚，家人们都在，如此美妙、温暖又惬意。我被日常的小事感动。我告诉孩子们发生了什么：我得了心梗，医生打开了关闭的血管，让我变好了，但还需要吃药。我给他们看了医生画的那张草图，并说明我会休假一段时间。我一直在考虑应该如何与他们谈这件事，不想让他们担心，但他们应该知情。孩子们并不十分担心，他们像所有孩子一样只注意眼前的事，看到我很正常，不像有病的样子就放心了。在这种糟糕的情况下，至少我没有吓到孩子们，这让我有种解脱感。

回家的第一晚，我睡不好。噩梦不断，一个无助和荒谬的场景不断反复，我无法摆脱。

在家的头几天，最为明显的就是虚弱和难以摆脱的焦虑。医院的专家和监测仪器已不在身边，现在我期望可以自己来测量生理指标。每一次不规律的心跳，每一次刺痛，每一次恶心，是又一次心梗、心绞痛，还是疑病症？该如何分辨什么是合理的担心，什么是杞人忧天？

日常生活，尤其是孩子，能帮我放下一些事情。像是一只无形的手在拍着我的头说："对，你是在担心。不过现在孩子们想玩了。"日常生活不在乎你的感受，但也能帮你解脱，在我这它是无价之宝。我在手表上设置了闹钟，提醒自己按时吃药。

第一次从一个大的红色药盒里拿药时，我跟索菲亚抱怨道："这就像每天在提醒我有病。"索菲亚思考了一会儿，说："把这些看成是一种补充剂好了。它们不是药。"

药盒里的药片一般与年老和疾病相关。"补充剂"是给药品罩上有益健康的光环，变成仿佛健身人群会用的东西。把自己想象成一个依赖保健品的形象比一个依赖药物的形象更光鲜。

"你得一直把这个放在口袋里。"圣戈兰医院那位温柔的护士边说边递给我一瓶硝酸甘油喷雾剂。它能扩张冠状动脉，我出现心绞痛时就得使用。我的随身物品变成钱包、钥匙、手机和硝酸甘油喷雾剂，硝酸甘油喷雾剂是我心脏的降落伞。

索菲亚、孩子们和我一起去散步，我们走上邦胡斯大桥，我在一周前心梗发作时骑车经过这儿。天气很好，走到桥上时，索菲亚指着我的鼻子说我在流鼻血。鼻血一直流不停，我越来越焦急。索菲亚以她一贯的镇定劝我不必担忧。

我坐在河边的长椅上。孩子们在玩耍。无助感向我袭来，体内器官停止运行时就是这种感觉吗？内出血？死亡？我边用一只手捂住鼻子止血，边给圣戈兰医院心脏科打电话。他们耐心地听我讲完，解释说不必担心。倍林达常见的副作用就是流鼻血，现在的情况表明它起效了。在未来的一年里它会持续发挥作用。我和孩子们一起玩时，身上将会经常碰出大块的淤青。

早上，索菲亚上班、孩子们上学后，整个房子就沉入奇怪的平静中。太安静了！我想不起上一次在家一整天什么都不做是多久以前了。我下意识地打开电脑，顺便完成一些工作。不过我在医院时就已经给同事和最重要的客户发了一封电子邮件，简要说明了发生的事和我将休病假的情况。我安排好了时间，病假的前两个星期完全不管工作的事。之后会逐渐增加工作时间，先是一天工作一小时，如果一切顺利的话，再到工作半天时间。减少出差，再也不去赶早班和晚班飞机。以现在这种方式休假相当奢侈。

尽管我无事可做，打发时间仍很容易。我骑车出了趟门——第一次重返社会——打了几个电话，办了一些事。休息，用餐。其余大部分时间是在阅读和学习心梗的知识，我想找到更好的康复方法。我想到祖母，在她忙事务的日子（比如去邮局），几乎没时间与人会面。

我跟朋友们通电话，得到的都是惊讶不已的回应："不可思议""你还年轻、健康"。也许一次又一次的聊天和相同的谈话过程有疗愈作用。当然，有些朋友会不放心自己的健康："我要不要去检查一下？"突然我就成了专家，不时丢出肌钙蛋白、低密度脂蛋白（LDL）和T波倒置之类的术语——两周前我还一无所知。

好友尤纳斯上门探望。我在门厅里拥抱了他，互相问候时，我发现自己眼泛泪花。发病之后的日子不只有焦虑，还有暖意和亲密。

得了心梗以后能被很多人理解挺奇怪的。有几位客户给我写了私人邮件，讲述了他们自己或亲人的患病经历。有些人还送了鲜花。

一天早上，房子里回荡着空旷的声音，我想了想决定怀着孩子般的好奇心出门走走，感受一下 3 月新鲜空气充满肺部的感觉。一旦我开始倾听心跳声，就很难摆脱它们。我寻找出错的信号，如果没有找到哪儿不对劲，我就不会真正平静下来。当下一切正常并不意味着几分钟或一小时后也正常。我在书中读过呼吸练习，开始专注于用腹式呼吸。腹部起伏，放松肩膀，相信所有器官都运行正常。天气真好。

午餐我约了雅各布。他迟到了，踏进嘈杂的咖啡馆时，我已经点好了菜，他一坐下食物就送上来了。我点的是鲁宾三明治，中间有一层厚的熏牛肉火腿，搭配芥末酱、凉拌菜和我最爱的腌黄瓜。雅各布看上去对这份三明治没兴趣。"你要吃这个吗？"他问道，语气惊异。"我们通常不建议心梗患者吃这个。"他有点刻薄地继续说。

我没有想过这种三明治不健康，它挺好吃的。我在点菜时没想过自己是个病人，忘记生病真好。三明治很可口，我一边吃着一边生出强烈的感激之情——和弟弟坐在一起，自己愉快地散了步，又吃了美味的三明治，这很幸运。

感谢你，我的心：你持续跳动，并未偷懒，缺少恭维，又无奖赏，仅仅出于天生的勤勉。

——维斯拉瓦·辛波丝卡

药物治疗

药物是心梗后治疗的关键之一。对许多患者来说，这可能是他们第一次定期吃药，突然就得每天分两次吃 4 片药。这当然既不熟悉也不好受。一个小窍门是把药物当成强健身体的"补充剂"。

心梗患者有一套标准的鸡尾酒疗法，几乎每位患者都需要吃：β 受体阻滞剂（调节心律）、血管紧张素转换酶（ACE）抑制剂（抗高血压）、阿司匹林（抗凝血）和他汀类药物（降低胆固醇）。除非有新的药物取代目前的，否则需要终身服药。未来可能会有针对动脉粥样硬化的疫苗，但在此之前，几乎每位患者都将不得不依赖这种标准的药物组合。当然还有其他药物，比如别的抗凝血药、利尿剂和降压药。

瑞典成年人平均每天服用 3 种不同的药物，而 75 岁以上的人平均每天服用超过 5 种药物。感谢药物让我们比以前更长寿、更健康，它们还带来了其他的益处。但药物也给社会带来了很多危害，它们有副作用，给环境造成压力，还非常花钱。

安德斯·乌尔文斯坦，介入心脏科医生　我想强调PCI后按处方服药很重要，特别是抗凝血药。如果不认真服药，可能会造成支架内形成血栓的致命后果。

许多患者与药物之间都有种矛盾的关系。我们渴望药物，也愿意吃药，然而一些研究表明，处方药中有相当部分并没有起效。还有一些患者不按照处方上的剂量或方式吃药，尤其是降压药等不会立即生效的药物，这种做法很常见。比轻视吃药更好的办法是与医生讨论哪些药是你最需要的，以及预期的效果和副作用。吃药本身不是目的，而是为了让我们更健康，但有时药物的不良反应超过了益处。

瑞典大约有13 000种获批的药物，药物的费用还在不断上升。部分是因为有了更多的新药（往往也更贵）和药物总消费的增长。2016年，瑞典的药店总共销售了340亿欧元（相当于3 400亿瑞典克朗）的药品，每天开出的处方总计236 000张。造成药物费用上升的原因还有人口老龄化和药物适应证发生改变。

许多人以为所有药都像止痛药或抗生素一样起效——生病时吃了药就能解决部分或所有问题。一部分心梗药物确实这样发挥作用，比如心绞痛发作时吸一口硝酸甘油就能扩张冠状动脉，缓解心绞痛。如果一位心力衰竭患者停用利尿剂，很快就会出现腿部肿胀和气短。不过大多数心梗药物的作用并不明显，它们所做的是降低急性事件（通常是心梗或死亡）的风险。但吃药的人体会不到这种风险的降低，反而更在意药物的副作用，所以会认为吃药不管用。然而药物的作用悄无声息，关系生死。如果只能看到副作用而看不到好处，患者就很难有吃药的动力，这也是不少人停药的主因。

一个建议是与你的主治医生开诚布公地讨论。如果你不想吃超过3种药物，讨论一下哪些药能去掉。并非所有药都一样重要，而且每种药往往有替代品。一些治疗效果也可以通过改变生活方式来实现。还有一种情况，不同时期药物的重要性不同。手术后，身体处于短暂的危机状态，可能会形成血栓，此时服用抗凝血药防止心梗或其他血栓特别重要。类似的情况是当植入一个支架后，在被人体细胞覆盖之前，支架是"裸露"的。没有覆盖的支架形成血栓的风险偏高。因此，PCI后的几个月内认真吃药格外重要。

心梗后的标准鸡尾酒疗法

ACE 抑制剂
作用机理：扩张血管，减少心脏负担，降低血压。
常见副作用：视力模糊、头晕、咳嗽、恶心、虚弱，有些病人会出现严重的干咳。
常见商品名：依那普利、卡托普利、雷米普利。

血管紧张素 II 受体阻滞剂 / 拮抗剂
（从 ACE 抑制剂发展而来）
作用机理：扩张血管，减少心脏负担，降低血压。
常见副作用：头晕、恶心、呕吐、疲倦。
常见商品名：氯沙坦、缬沙坦、坎地沙坦。

制药商经常将ACE抑制剂或血管紧张素Ⅱ受体阻滞剂与另一种药物（通常是利尿剂）组合在同一片剂中，将名称改为"依那普利氢氯噻嗪片"或"厄贝沙坦氢氯噻嗪片"等。其优点是这些药物相互补充，患者只需服用一片即可。缺点是更难明确具体药物的作用如何。未来我们一定会见到为个人定制的药片，只将你需要的各种有效成分组合在一片药里。

β 受体阻滞剂
作用机理：减少应激激素对心脏的影响，从而使心跳放缓（心率下降），这会减少心脏的压力。
常见副作用：手脚冰凉、头晕、头痛、胃部不适、阳痿。
常见商品名：美托洛尔、阿替洛尔、比索洛尔。

乙酰水杨酸
作用机理：防止血小板凝结，减少血栓形成。它还能缓解体内的炎症。
常见副作用：胃肠道不适，增加大出血的风险。
常见商品名：Trombyl、阿司匹林、巴米尔、Treo。

他汀类药物
作用机理：降低低密度脂蛋白胆固醇（LDL-C，"坏"胆固醇）和略微增加高密度脂蛋白胆固醇（HDL-C，"好"胆固醇）。还能稳定血管中现有的斑块，并减少它们破裂的风险。
常见副作用：肌痛，少数病例有肌无力。
常见商品名：辛伐他汀、Zocord、阿托伐他汀、立普妥。

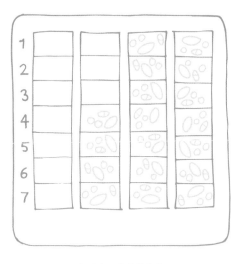

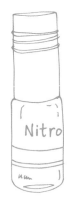

装有每日药片的药盒

急救用硝酸甘油
喷雾剂

药物的名称由来

和许多人一样，一种药从来都不只有一个名字，而是三个。有名，如
Trombyl；有姓，说明有效成分，如乙酰水杨酸；还有一个中间名，这
点很少人知道或关注，是化学名称，如 2-乙酰氧基苯甲酸。Trombyl
是制药商销售用的商品名，它属于制药商，有时制药商在一定时期内
会拥有这种特定成分的专利。当专利到期后，其他厂商便可以自由销
售同款药品，但要用不同的商品名。Trombyl 由辉瑞公司销售，而其
他制药商销售的乙酰水杨酸会用别的商品名。药店定期采购药品会选
择当时价格最低的，这就是为什么药品清单每月会发生变化。头天的
药品清单上写的是 Trombyl 75 毫克，明天就变成乙酰水杨酸 75 毫克，
其实两者本质上是同一种药物。但是这些快速的变化会把患者弄糊涂，
最坏的情况是患者用错剂量，这会导致很多并发症，患者吃错药也是
最普遍的医疗疏忽之一。理性的声音已呼吁药品清单应当列有效成分

而非商品名，但该提案遭到了制药业的反对，因为许多药物名称就是商品名。辉瑞公司投入巨资，使万艾可成为世界上最知名的商品名之一，而残酷的事实是，少有人知道其有效成分是西地那非。当制药商推出新产品时，一般都会用与同类的旧药有关的名称：比如以 "-ol" 结尾的 β 受体阻滞剂，以 "-mab" 结尾的抗体药物，以 "-ir" 结尾的抗病毒药物。

用药错误

瑞典每年有上万人遇到用药错误，其中多数人会去医院就诊，还有死亡的病例。用药错误可能是由于医生开错了药或剂量，也可能是患者把药弄混了。弄混药很容易发生，尤其在需要服用多种药物时。有些药的名称非常相似，也容易混淆，而有些药含有相同的有效成分，名称却完全不同。避免用药错误的最好方法是主动了解自己的药物。这并不是不信任医疗系统，那毫无必要，因为瑞典的医疗系统处于全球最高水平。但即使是最好的也会犯错，患者应该充当质量控制的一环。因此，不要做一个乱吃药的怪兽，而应该从医生那里要一份你的药物清单，或者自己制作一份。另一个建议是记下药物的作用和副作用。

从原包装中取出来的药片更容易混淆，所以在把药片分到药盒中时，一定要全神贯注。例如，Trombyl 和吲哚洛尔的药片都是心形，也都是心梗常用药。对待药品要保持敬畏。

药物不良反应

不良反应包括副作用、过敏反应、毒性反应等。所有药物都有副作用，有的更多，有的更严重。副作用与过敏反应不一样。比如吃了青霉素出现胃痛就是副作用。过敏反应不同，它是指身体的免疫系统把药物或药物中某种成分当作危险物产生的反应。

副作用的程度从轻微到严重，甚至致命。据估计，瑞典有 3 000人死于与药物相关的原因，包括用药错误、过敏反应和副作用。但大多数副作用都是温和无害的，最常见的是来自胃肠道对药物的反应。而且人体的适应能力惊人，许多副作用在一段时间后就消失了。有些副作用会持续，但患者会逐渐习惯，比如 β 受体阻滞剂引起的两手冰凉。还有一些副作用则很棘手，以至于患者必须停药。不过几乎所有的药物都有替代选择，所以不要擅自停药，而是要回到医生那里，说清楚实情。如果他汀类药物让你胃部胀气，那不是你的错。

从药物的说明书可以看到副作用因人而异。正如一个人也不是始终如一——有时高兴，有时睡不着，有时吃很多，有时拼命健身。昨天的你无法代表今天的你，但药物却没变，因而同一种药在不同时间的作用或副作用都有微小的差别。

许多人因为害怕副作用而停药。如果你读过说明书，就明白这样做不足为奇。对乙酰氨基酚是最常见的药物之一，说明书介绍的副作用有出血、黄疸、严重过敏等，足以让任何人害怕。但请记住，由于药物的生产和销售受到严格监管，任何不良反应都要报告和说明，事实上，对乙酰氨基酚已被无数人安全使用过了。

药物如何起效？你需要了解什么？

你不需要充分了解药物的作用原理，但知道药效持续时间很有用。人们经常谈论药物半衰期，这是指体内药物浓度下降一半所需的时间。半衰期短的只有几秒钟（例如肾上腺素），长的可达1～2个月，比如抗心律失常药胺碘酮。大多数药物的作用是剂量依赖型的，也就是说剂量越高效果越强。不过许多药物效果也是有上限的。如果你服用的对乙酰氨基酚超过推荐剂量，并不会缓解更多的疼痛，反而会有严重肝损伤的风险。通常，医生会增加较短半衰期药物的服用次数。问题是我们大多数人都不喜欢吃药，如果要求某个人每天吃两次药而不是一次，很多人就会忘记其中的一次。次数越多，忘记吃药的概率就越高。

制药商意识到这一点后对药物进行了改良，以使其更缓慢地发挥作用。这一般是通过缓释片来实现的，即让药片分解得更为缓慢，一段时间内只有少量药物被吸收。美托洛尔是历史最久和最常见的β受体阻滞剂之一，其半衰期很短。因此，琥珀酸美托洛尔缓释片便出现了，它可以延长药效，使血液中的药物浓度更加平稳。

缓释片的缺点是对短期症状的缓解效果不佳。因此，有时患者需要准备长效和短效两种制剂。

未来，会有更多不同半衰期的药物制剂，甚至是专为个人定制的，这样患者吃一片药就能得到剂量和半衰期合适的鸡尾酒疗法。

药物浓度
在91页的图表中，你可以看到至少3件有趣的事。首先，一种药物的浓度如何快速上升和缓慢下降。一个人在时间轴0点吃一片药，然后在12小时后再吃一片，服药后的1～2小时内，血药浓度急剧上升，然后逐渐下降。

其次，浓度差异之大也引人注目。这是去掉极值的曲线，我们只能看到 80% 患者的数据落入彩色区域。但即使在这个区域里，差异也非常大。如果丽莎服用 50 毫克琥珀酸美托洛尔缓释片，血药浓度可能会达到 250 纳克每毫升，而拉兹洛服用同样的剂量，结果只有 35 纳克每毫升。拉兹洛的体重不可能是丽莎的 8 倍，所以会有其他因素控制人体吸收多少药物。有些人喜欢说他们"对药物敏感"，这可能是对的，因为可以看到血药浓度的差异非常大。

最后，平均来看，男性和女性在服用相同剂量的药物后，血药浓度出现差别。像通常情况一样，我们看的是平均值，因为个体差异总是大于群体差异。

新药

　　LDL 水平低的人，心血管疾病风险更小。研究人员已经成功地研发出了一种抗体药物，以抑制一种酶的活性，这种酶会降低肝脏清除 LDL 的能力。因此，这种药物——瑞百安（Repatha），可以减少 LDL 的形成，并将 LDL 水平降低 60%。对那些标准治疗（饮食、运动、他汀类药物）效果不佳的患者来说，这是一种降低 LDL 水平的全新方法。发表在《新英格兰医学杂志》（*New England Journal of Medicine*，世界最负盛名的医学期刊）上的一项研究，测试了接受过他汀类药物治疗的心血管疾病患者对这种新药的反应。他们的 LDL 水平是否会进一步降低？尤其是它能否预防心梗、中风，甚至死亡？研究招募了超过 27 000 名患者，其中一半人使用新药，另一半作为对照组使用安慰剂。研究结果表明，使用新药的人 LDL 水平明显降低，平均达 59%，这相当惊人。但遗憾的是，

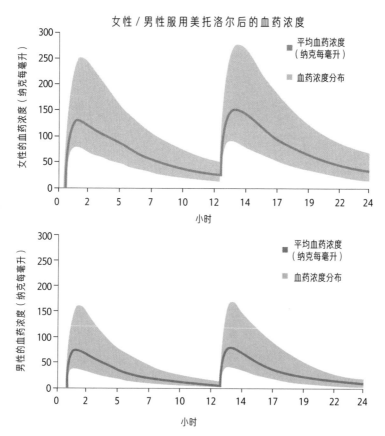

女性／男性服用美托洛尔后的血药浓度

一种药物的浓度会迅速上升，再缓慢下降。一个人在时间轴 0 点吃一片药，12 小时后再吃一片，服药后的 1～2 小时，血药浓度骤然上升，之后下降。血药浓度的个体差异很大，至少在服用相同剂量后，男性和女性的平均血药浓度有差别。

资料来源：《医学科学》（*Medical Sciences*）。

心梗、中风和死亡等急性事件的数量并没有明显减少：在治疗组中，9.8% 的患者发生急性事件，而对照组为 11.3%。与药物悬殊的价格相比，这一差异极小。

这项研究表明，导致心血管疾病的原因有很多，而且它们之间的关系也很复杂。我们希望找到一项数值，并且用一种药物或医学干预就可以影响这个数值，但是很遗憾，现实并非如此。如果做了X，Y就会发生，然后心梗的风险将降低Z——可惜目前的科学还没有这个能力。

新发现

开发新药不仅缓慢还受到严格监管。一种药物在用于人体之前，必须进行大量的试验并获得批准。在美国，从新药研发到上市，平均需要12年，开发现有药物的新用途是一条快速通道。

所有药物都有副作用，因为药物会影响数个器官。例如，β受体阻滞剂对心脏和肺都有影响，因为它们都有β受体分布，但药物在不同的器官中往往会产生不同的效果。这也是有时误打误撞发现药物新用途的原因之一。米诺地尔原是一种降压药中的有效成分。有位皮肤科医生注意到，他的许多病人在服药后毛发越来越多，他试着将米诺地尔添加到药液中，于是发明了全球最畅销的治疗脱发的药物落健（Rogaine）。2006年，落健的专利以166亿美元出售。万艾可（Viagra）的发现也完全出于偶然。制药商本来是要开发一种心绞痛药物，当在健康志愿者身上进行试验时，大量被试者报告了自发而持久的勃起。这一发现创造了数十亿美元的收入，同时也改善了无数人的生活质量。万艾可的用途还在持续扩展，2017年，阿根廷的一个研究团队发现，万艾可能缓解仓鼠的倒时差问题。这虽不太可能产生数十亿美元收入，却也获得了搞笑诺贝尔奖（一种让人们发笑又思考的另类诺贝尔奖）。万艾可并不是孤例，从青霉素到碳酸锂的一系列药物或多或少都是意外发现的。德国文豪歌德就曾写下："发现需要运气和智慧 —— 缺一不可"。

依从性

在本书的开头，我们说过要尽量避免道德说教，并认为应该让成年人自己决定生活方式。不过这章我们却反复强调服药的重要性，唠叨个没完。这前后似乎有点矛盾。

实际上，不服药的患者比例大得惊人。部分是因为医生开错了处方，但统计显示，很多患者根本没有取处方，连试都不试一下药物。依从性用于衡量患者"遵循"医生处方的程度。处方可以是锻炼、戒烟或药物。依从性会随时间大幅下降。很难统计患者的服药情况，因为不知道他们取药以后发生的事。目前已知依从性取决于多种因素：年龄、个性、疾病类型和生活状况等。除此之外，我们知道的很少。如果患者不吃医生开的药，除了会造成巨大浪费外，还会导致病情加重。

下页的图表展示了他汀类药物的依从性如何随着时间下降。心梗发作后，几乎每位患者都会服用降胆固醇的药物，但 3 年后，有30% 的患者停药。心梗患者出院后服用降压药、降胆固醇药和抗凝血药等药物都会出现一个问题，就是患者感觉不到它们的积极效果，相反，往往能感到一两种副作用。另外，患者容易忘记吃药，特别是需要吃多种药时。对许多人来说，吃药也是在提醒自己"生病了"，这反而让他们抑郁。总之，没有人喜欢吃药。在许多国家，药费是要患者自付的，有些药很贵，当然会影响患者购买的意愿。

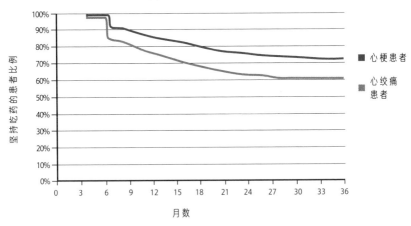

3～36个月后坚持他汀类药物治疗的患者

■ 心梗患者

■ 心绞痛患者

坚持吃药的患者比例

月数

3 年内，有 30% 服用降胆固醇药物的心梗患者停药。

资料来源：商业与政策研究中心。

瑞典的高药价保护政策可以保证任何人在一年中支付的药费上限是
2 300 克朗，每月上限是 192 克朗，即使上百万的免疫抑制剂也
不例外。如此好的福利，却容易被认为是天经地义的。

即使患者感觉不到，药物也的确有效果。有研究显示，停药的
人心梗再次发作的风险要高得多，死亡率也更高。一项研究发现，
对他汀类药物治疗依从性高的人与低的人相比，心梗的风险降低了
45%。这对比挺悬殊，虽然药物治疗不是全部原因，但那些依从性
高的人遵循饮食和运动建议的可能性也更高。

对的时间吃对的药

除了记住吃药，在正确的时间吃药（至少部分药）也很重要。
有些药，比如降胆固醇的，在晚上吃效果最好，因为血液中的胆固

醇在夜间比较高。另一些药，比如 β 受体阻滞剂，可能需要在一天内分几次吃。还有一些药吃的时间并不重要。问题在于大多数人不知道哪些药的服用时间重要，哪些不重要。因此，为了不费事，最简单的做法就是遵循医生规定的吃药时间。

药效有多强？

需治疗人数（NNT）是一个非常重要的概念，但是很少被提到。NNT是指避免一例不良"事件"发生需要治疗的病例数。一例事件可能是心梗，或是在一定时间内死亡。完美的心梗药，NNT应该为1，代表着为了避免一次心梗发作，需要治疗一个人，也就是使用该药的人不会发生心梗。可惜，很少有药物会达到这种效果。例如，预防一例非致命性心梗需要 39 名心血管疾病患者接受他汀类药物治疗，而避免一例心梗导致的死亡需要 83 名患者接受治疗。此外，他汀类药物产生副作用的概率很高，10% 的患者会出现暂时的肌痛，2% 的患者会患上糖尿病。那么，他汀类药物就不好吗？每晚服用他汀类药物的数百万人是否应该停药？当然不是，以瑞典数十万心血管疾病患者来计算，就知道他汀类药物挽救了许多人的生命。

心梗后的并发症

一次心梗会出现多种症状，有时还会发生并发症。不过，大多数并发症是暂时性的，可以治疗。心梗对生理和心理都有影响，我们将在第 5 章中谈及心理的部分。

心律失常

心梗后住院治疗的原因之一是有心律失常的风险。在正常情况下，心跳是有节律的，心跳的速度会根据身体需要和情绪而变化，但两次心跳间隔的时间是一样的。用语言来描述（心跳的）声音几乎是不可能的，所以请选择任何你喜欢的有规律的声音：时钟嘀嗒声、火车车轮与铁轨的摩擦声、龙头的滴水声。心律失常便是心脏不再按照稳定的节奏跳动了。

大部分心律失常都是完全无害的，只是心脏跳动过快或过慢。但对心梗患者，心律失常可能是心脏电活动异常导致的。在心梗后的 24～48 小时内，发生危险性心律失常的风险最高。

心脏损伤

一次严重的心梗往往伴随着心脏出现机械并发症，这会导致心脏结构的破坏。心肌可能破裂，瓣膜可能损坏。试想一艘被暴风雨袭击的船，船身的状况和暴风雨的力量决定了损害程度，这也适用于心梗后的心脏。船帆可能被风扯破，而心梗会损坏心脏精密的瓣膜。船身可能破裂并正在进水，同样，心肌会破裂，血液从心脏漏出进入心包。不同的损伤部位引起的症状也不同，简要地说就是剧烈的伤害会引起剧烈的症状，如晕倒、气短或疼痛等。如果患者出现机械并发症，通常需要紧急手术。

心力衰竭

一个较长期的常见并发症是心力衰竭，即心脏的泵血能力下降。心脏变得像一个瘪了的气球，弹性降低，心室很难将血液射出。正常心室大概能射出总容量 55%～60% 的血液，而现在只能射出一半的量。这就像身体需氧量增加时的情况（体力活动时）。心力衰竭的严重程度会不同，有一个 NYHA（纽约心脏病学会）分级，它根据患者的症状划分心力衰竭的严重程度。心力衰竭既可能是急性、暂时的，也可能是长期的。好在心脏的泵血功能并非一成不变，可以通过锻炼和药物治疗改善它。

预防并发症的第一步是遵循医生的建议。这显而易见，但做到的人不多。改变生活方式也很重要，后面会进一步讲解。

除了评估症状外，还可以通过血液检查、超声心动图和磁共振成像来衡量心力衰竭的严重程度。普通的体检或胸部 X 射线检查也能显示出心力衰竭的间接迹象。

心肌顿抑

心梗发作时，患者不仅精神会受到冲击，而且心脏本身也会。stunning 有两种意思：惊心动魄的美丽和令人震惊。医生说"震撼人心"时，是在指后一种意思，即心脏受惊了，心肌细胞的收缩能力大不如前。具体过程目前还不清楚，但我们知道原因，这是心肌细胞对缺氧的应激反应。它会持续数小时或数天，之后心脏的收缩恢复正常。这是患者在心梗后疲劳的原因之一，也是心梗后难以立即判断心脏功能好坏的原因。心脏只是受惊了，需要时间来恢复。有时这种震惊非常强烈，以至于必须把患者送入重症监护室，进行支持治疗。不过心肌顿抑消失后，心脏的泵血功能还可以恢复。

心理影响

　　亚历山大·佩尔斯基是一位压力研究者，住在意大利托斯卡纳一个风景如画的中世纪村庄，在生活中践行自己的学说。他学了意大利语，将大把时间用来做他认为能延年益寿的事，其中有休息和思考。他认为生活的各个方面都很重要，尤其是心梗发作之后。亚历山大在瑞典好几家医院做过多年的"心脏心理学家"。过去，心梗患者住院的时间更长，以便于发现和治疗心梗造成的各种心理问题。在一次采访中，他谈到在患者身上发现的不同心理阶段。

．．

亚历山大·佩尔斯基，心理学家及压力研究者　患者常常担心心梗再次发作，活在命悬一线的恐惧中。诚然每个人都知道生命会结束，但理性认识是一回事，担心死亡真正发生是另一回事。许多患者还记着危险的经历，因为他们遇到过致命的事件。焦虑程度主要取决于患者如何处理这种经历，如果不了解危险本身，就会产生强烈的防御反应。这是一种自发反应，患者常常意识不到。有些患者会向自己和周围人否认自身的经历。他们会筛选事实，只接受符合自己感觉的部分。在开始阶段，这是一种自我保护机制，因为有太多信息涌入大脑，否认有助于患者碎片化地接受这些信息。

接下来的机制是合理化，这个阶段患者已经接受了信息，但大脑和情感还是完全分离的。就算经历了改变人生的大事，你也可能毫无感觉。有些患者会退行（一种心理防御机制，指人在遇到特殊情况时，表现出与现阶段年龄不符的行为。——译者注），他们在精神上回到人生的另一个阶段，比如青春和强壮的青年时代。有时，心脏病房内像是在上演一场《新兵训练》（瑞典喜剧电影，讲述义务兵役下各年龄段新兵闹出的笑话。——译者注），充满了脏话和挑衅的言语。

危机反应之后，通常有一段悲伤期。因为确实失去了一些东西——健康和不朽。悲伤是对损失的正常反应。部分患者过后还会出现焦虑。也有部分患者会深陷悲伤或焦虑，这对心脏不利，因为压力会干扰愈合的过程，对日常生活也没有好处。

如何应对上述情况？首先，要对自己的疾病有所了解，但这并不那么容易。在医疗界找个"伙伴"不错，他／她能够跟踪你的病情并长期帮助你。其次，如果你有明确的风险因素，比如超重或吸烟，那应该纠正它们。即使在心梗发作后，要改变行为仍然艰巨。人类是习惯的创造者，但如果和其他人一起改变行为，难度便会小一些。

震惊期

心梗发作后，许多患者都有一段高度紧张的时期。一方面，身体正在恢复。另一方面，有大量的事实、信息，尤其情绪，需要接受和处理。不少患者的日常生活，甚至自我认知，都被打乱了。这会造成生存的焦虑，以及众多实际问题。一些患者会担心自己的生计，是否能继续工作，或者是否可以保持带给他们快乐、意义和伙伴的爱好。

下面，心脏内科医生戈兰讲述了他如何与患者谈论震惊期。

戈兰·阿斯塔德，心脏内科医生　在心梗急性发作时，身体会出现各种快速变化，有时还伴随其他剧烈过程。患者通常没有时间去理解所发生的一切，许多人在几天后才会意识到自己生病了。有些人担心心脏会成为累赘，让他们无法继续做想做的事——未来的生活障碍重重。我经常用汽车发动机的隐喻，在心梗之前，你有一台100马力的发动机，现在它只有70马力了，但通过治疗和锻炼，有可能恢复到100马力。况且一辆85马力的车仍可以完成100马力的车能完成的事。

如果患者心梗的范围不大，而且即时接受了先进的治疗，我通常会对这个患者说，从心脏来看，只要你愿意，现在就可以报名参加明年的瓦萨国际越野滑雪节。

心梗后出现身体障碍的患者，确实可能有些事再也做不了。但他们会慢慢习惯，并重新安排自己的生活。就算无法在陡峭的山坡上进行间歇跑，可以做的事还有很多。其实心梗患者出现严重身体障碍的情况相当罕见。

心脏学校

　　瑞典大多数心脏科都会为心梗患者组织心脏学校。学校的名称可能会使人误解，因为它其实更像是研讨会，对患者很有用。患者渴望了解自己身体发生的变化和未来可能出现的状况。学校有两个目的：一是为了同时向多位患者讲解心血管疾病，二是为患者提供认识其他病友的机会。

　　海伦娜·比尔格森是心脏重症监护室的护士，这些年她一直在参与心脏学校。海伦娜说，学校是心梗患者后续治疗的一部分。患者出院后，先会接受一个护士随访，接着是医生随访。之后他们会受邀参加 3 小时的心脏学校，通常有 10～12 名患者与家属一同参加。海伦娜注意到，男性患者往往有妻子陪同，而许多女性患者则独自前来。她完成了 100 多场教学，虽然传达的信息差不多，但她对教学过程没有丝毫懈怠，依然热情饱满。心脏学校由护士、医生和物理治疗师主讲，内容涵盖解剖、病理和治疗。海伦娜会一直关注着课堂氛围，如果进展过快，或者患者看上去没有听懂医生的讲解，她就会适时打断，通过提问让讲解的内容更清晰易懂。这就如同患者中有一位专业人士为他们发声。她说，患者对胸痛总是有不少疑问，比如怎样分辨心绞痛、心梗和其他原因引起的疼痛。很多患者感到焦虑，他们睡觉时会躺在床上思考和感受身体。给患者信息和安全感，同时让他们对症状保持警惕，是一门平衡的艺术。

一位经常在心脏学校讲课的心脏内科医生也加入了我们的谈话。他说自己会一直强调：心梗是慢性病——动脉粥样硬化导致的，患者必须与这种疾病共存，而且他们再次心梗的风险也较高。"有些人总会在这时抬起头，仿佛是第一次听说。"

心梗的后续治疗是由医院组织的，但最终由患者所在的行政区支付费用和负责。在瑞典的不同地区，后续治疗差别很大，而且医疗资源分配不平衡，一些患者能获得专家级的指导，而其他患者只能得到很少的信息和后续治疗。如果患者从一个行政区搬到另一个行政区，重要的是要带上病历，联系心脏科安排后续治疗。

特奥多尔　心脏学校对我至关重要。在心梗后，我一开始非常焦虑，不知道自己能不能挺过来，也不知道不同的药物各有什么作用。但在心脏学校平静的气氛里我解决了这些问题，还遇到了其他病友，这很惬意。我并不孤独。

心梗后不能做的事

每次心梗不尽相同，尤其每个人的身体条件差别很大。患者功能障碍的严重程度取决于心梗的范围大小和位置。因此，最好有一段静养期，可与医生讨论一下。一般来说，在心梗后，患者还在心肌顿抑期，立即测试心脏的能力并不明智，完全恢复需要几个月。间歇训练和其他高强度训练应在完全恢复后再过几周进行。另外，应避免接触性运动，特别是正在服用强效的抗凝血药期间。

从长期来看，患过心梗的人比其他人患心梗的风险更高。但只要自己状态良好，就可以坐飞机、越野滑雪或深潜。

心梗患者应避免引起大量应激激素分泌的活动，比如冰水游泳和跳伞，这也是众多心脏内科医生的建议。

不少患者不确定自己能否开车和坐飞机，这确实没有明确的指南可以遵循，而且与行程的远近有关。如果你不确定，可以咨询自己的医生。大多数医院都建议，状态良好的患者在治愈一到两周后就可以开车。

不同机构对心梗后坐飞机的指南不一样。例如，英国心血管学会建议，如果患者其他方面是健康的，心梗后也无并发症，3天后就可以坐飞机，而其余患者最好在心梗后两周内避免坐飞机。目前没有相关研究支持这个建议，它更像是观点而非事实。飞行时间的长短也有很大影响，较远的旅程会增加血栓的风险，这是久坐造成的。此外，心梗发作时很紧急，如果需要急救，那么去上次就医的急诊科可能会更好。待在能够及时得到救治的地方最重要。

病假

尽管心梗在65岁以上的人中更常见，但仍有一些心梗患者康复后会继续工作，如果是重体力或精神压力较大的工作，就需要强大的心脏。这会给患者造成额外的困扰，因为他们担心自己是否能

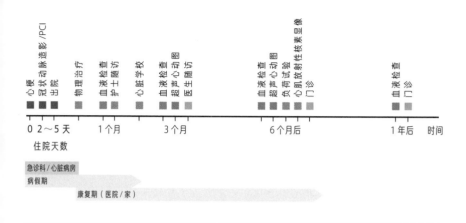

PCI 时间安排示例

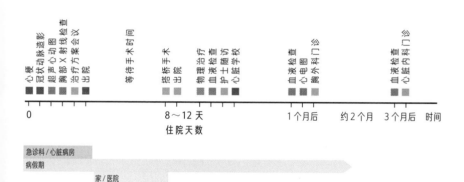

冠状动脉搭桥手术时间安排示例

患者经 PCI 或冠状动脉搭桥手术治疗和后续治疗的时间安排示例。各地区的随访程序不同，患者的治疗方案
也各异。搭桥手术通常需要等待，而且手术规模越大，康复时间也越长。

够回到日常工作。医生的建议是在急性期不要做任何草率的决定，而是要等等，看心脏的功能是否恢复。

心梗后的病假一般为 2～5 周。往往，患者先是休全病假，然后再恢复部分工作。病假长短取决于心梗前心脏的状况、心梗的严重程度，以及患者的状态和职业。飞行员、消防员、潜水员和司机等职业，有特殊的规定，通常病假更长。

身体欲望和心灵追求

性爱对很多人都重要，这一点有时在心血管疾病相关的信息中被略去了。其实，有许多心梗患者担心他们是否能够恢复活跃的性生活。

卡罗林斯卡医学院出版过一本杰出的心血管疾病图书，其中提到了艾森曼格综合征（相当罕见，大约 1% 的先天性心脏缺陷患者会得此病），也讲述了萨勒尼塔那医学院（Schola Medica Salernitana，13 世纪达到鼎盛期），但对阳痿甚至性生活只字未提。

心血管疾病可以从多个层面影响性生活：生理层面，生殖器的血液循环不足；心理层面，性欲下降或担心心脏的承受力；化学层面，药物产生的副作用。我们先来看生理层面，复习一下中学的解剖课：男性和女性遇到性刺激，血管会舒张。如果一个人的心脏血管狭窄导致心梗，那么其他部位也容易出现血管狭窄，比如给生殖器供血的动脉。当大脑对性刺激产生反应时，血管狭窄造成的血流不畅会导致阴茎无法正常勃起或阴道无反应。在性交时，男性和女性的心率和血压升高，对心脏产生压力，其大小主要取决于当时的活动量。压力的峰值出现在性高潮时，心率和血压同时升高，不过血压升高只持续 10～15 秒，然后回到正常水平。对大多数人来说，性交过程中心脏受到的压力很轻微。由于许多人担心心梗后的性生活，又不好意思问医生，因此美国心脏协会编写了很好的指南，本书末尾会附上链接。

每天一次高潮，医生远离我

—— 梅·韦斯特（美国演员、剧作家，也是著名的性感偶像。—— 译者注）

性爱是一种药

人类性交主要因为它能给人带来愉悦感，而且经常性交还能降低血压和应激激素水平，缓解疼痛，减少攻击性。

性交也是一种运动，与其他运动一样，多运动能够降低患心血管疾病的风险。

彼得 心梗后，我最担心的事情之一就是性生活。我以后还能保持活跃的性生活吗？

如果你没有合适的伴侣，或者担心自己在性交中的反应，可以先试着自渎。一个人的高潮也是高潮，而且同样会得到降低血压和应激激素水平等好处。

心梗后性交是否危险？

很多人都看过一个电影画面：一个男人在性交后突发心梗而亡，留下一个惊慌的女人在乱糟糟的床上。

这就是"性爱心绞痛"，由性幻想或性行为诱发，但实际上很少见，占所有心绞痛的比例不足5%。

在所有心梗的死亡病例中，只有0.6%～1.7%与性行为有关。死者有82%～93%是男性。其中75%的人是与固定伴侣以外的人发生性关系，不乏在新的场所与年轻的伴侣发生性关系，并且喝过酒。相信因果报应的人是不是因此又多了一项证据？

性交的危险性受其方式的影响，即怎么做和当时心脏的状况。荡秋千般的怛特罗房术可能并不适合患心力衰竭的老人。但如果有一个善解人意的伴侣，加上一些想象力，心脏病并不会阻碍丰富多彩的性生活。

在心梗或心脏手术后多久才能恢复性生活呢？如果患者在休息时没有症状，并且可以承受轻度的体力活动，比如骑自行车或快走时没有症状，性生活就是安全的。任何做过冠状动脉造影或PCI的患者都应该等到插管处愈合后再恢复性生活，以降低局部出血的风险。做搭桥手术的患者在胸骨愈合前要禁欲6～8周。之后的几个月，患者在使用对上半身有压力的姿势时要小心。做微创手术的患者只要自我感觉良好就可以恢复性生活。

如果你有不稳定型心绞痛（持续的症状）或严重的心力衰竭，甚至在轻度的体力活动时也有症状，就应该暂停性生活。如果你在性交中感受到心脏不适的症状，应该停下来休息。

部分患者在心梗后性欲会减退，建议他们多等待一些时间，先从恢复日常锻炼开始，性和性欲与生理和心理健康息息相关。另外，有些人的确需要更多的时间来恢复性欲。

药物与性

药物也会从生理和心理上影响性生活。阳痿是一些心脏病药物的常见副作用，比如 β 受体阻滞剂。

当你觉得药物影响了性欲或性功能时，请与你的医生讨论，因为这不是个人问题，而且一般有替代药物可选。其他药物，如治疗高血压和心力衰竭的 α_2 受体阻滞剂，甚至被一些研究发现可以增强性功能。

如果你正在使用长效硝酸盐类药物（比如单硝酸异山梨酯），那就不应该同时使用治疗阳痿的药物（比如万艾可或希爱力）。

小结 —— 短暂恢复期

这一章主要讲了药物的作用和副作用，以及心梗的常用药。

大多数心梗患者都会采用标准的鸡尾酒疗法。如果你出现副作用，请记住许多副作用都会随着时间消失。在未征求医生的意见之前，不要擅自停药，尤其是做过 PCI 或搭桥手术的患者。

不少患者会寻求替代疗法。请记住心梗相当常见，未经验证的疗法不太可能起效。

心梗会引起各种并发症，并破坏心脏的结构，进而损害心脏的泵血功能。但心脏的泵血功能可以通过锻炼恢复。

心梗后，工作的人一般需要休病假。

瑞典多地都会组织心脏学校或患者群体活动。知道自己不孤独，并且后续会越来越好，能让人安心。

许多患者在心梗后会经历一段震惊期，焦虑和担心很平常。有些患者不再信任自己的身体，也不知道什么时候能恢复。

心梗后，有些事不能或不该马上做。尽量放松，享受日常经历，健康地生活。

不少患者担忧心梗会影响性生活。一次心梗并不妨碍正常的性生活，心脏的症状很少与性生活直接相关。

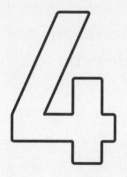

康复了吗？

因此他们往我的血液中注射一种放射性同位素，
然后用一台仪器观察它在心肌中的分布。

马丁：

　　以前我几乎从不吃药，现在每天要吞 4 种不同的药，有些还是一天两次。身体在从心梗中恢复，而且还要吃这些药，有不同的反应或许是正常的。同时，没有任何借口躲开，只要没有严重的副作用，就得坚持吃药，现在只有一点轻微的恶心和胃不适。他汀类药物最常见的副作用——肌痛，我没有出现。也许我小便变得更频繁，嗓子有些沙哑？但很难辨别这些是副作用，还是因为我更在意身体的状况了。说不定只是我的幻想而已。

　　心梗后的头 12 个月，我要服用"双份抗凝血药"。我将终身服用乙酰水杨酸，或者像护士说的，直到下一次告知。我还得服用倍林达，它的抗凝血作用更强。我不能再用手动剃须刀刮胡子，而改用了电动的，这倒没什么。但流鼻血既麻烦又难受，随时可能发生，流的时间还长。在餐厅里或办公桌对面的同事无法掩饰的担忧目光下，我忙着止血。

　　让意识脱离身体对我来说很难，我对身体太过敏感。我从上到下、从里到外检查身体，觉得有地方不对劲，还常常会有奇怪的感觉。并没有真正的疼痛，但有时却能感到"心脏在颤动"，我怀疑那是支架？有些现象可能是幻想的，有些则是真实的。例如，我感到心脏有很多额外的跳动，尤其在向左侧躺时，它们不是幻想。也可能我一直就有这种额外的心跳，只是以前没数过？在目前这种敏感的状态下，它们立即变成生病的预兆。人其实很脆弱。

　　我把一天分成半小时的单元，如同尼克·霍恩比的小说《男孩·男人》的主角。和朋友聊天——一个单元，在餐厅吃午饭——

两个单元。在这些单元之间，是我的休息时间。把休息时间放在和朋友聊天这样稀松平常的事之后怪怪的。尽管我还是有点迷糊，但仍试着强迫自己放松下来。我开始听有声书，还看了很多电视节目。我不习惯坐着不动，不自觉地想"做点什么"，但理智让我休息。

我认为呼吸对放松很重要，于是尝试了在网上找的呼吸练习。"用鼻子吸气，用嘴巴呼气。把手放在肚子上，感受空气进出时它的起伏。"我试着放松肩膀，以前它们容易紧张和耸起。幸好这会儿没有人看到我：躺在床上，一只手放在肚子上，旁边放着一杯甜菜汁。我想把休息当作治疗的一部分，它很重要，我的心脏需要休息才能恢复和变强。

这段时间我反复去医院，门诊的前几天总会先在健康中心做血液检查——需要持续做。如果没有血液检查结果，去看医生也没多大意义。我知道检查的项目：胆固醇水平、肝功能和血常规。这些数值似乎和做一顿饭用的原料一样不可或缺。一张排号单、一根针，护士理解的眼神，然后贴上止血胶布，出门。去医院的次数并不算多，但我感觉去了很多次。也许是因为我以前几乎没与医疗系统打过交道，现在每隔几个月就得去趟医院？

重回心脏科时，先与护士谈了一会。"你现在怎么样了？"稍显犹豫的谈话通常会按标准的要点进行下去。过后会量血压，交流一些信息。

去见医生的时候，我有些紧张，像个临考前的学生。诊室不大，没有人情味，墙上的医学海报很抢眼。我事先准备了问题，都源自我的感受和困惑。医生的回答往往很笼统："这取决于……"有时答案倒是让人放心，我担心的事其实不危险。每次门诊，医生都会用听诊器检查心脏，我老是想：他能听到里面发生了什么吗？

我做了几次超声心动图——一直让我好奇。无论对错，我都认为它们是对心脏状况的记录。在那处黑暗、凉爽的房间里，超声换能器压在我赤裸的身体上。我可以从大屏幕上看到心脏规律而有力地跳动，这令人难忘。不过要理解这些闪动的图像很困难。每次给我做检查的人都不同，有的会告诉我他们看到的情况，有的则保持沉默，留待心脏内科医生解释结果。完事后我用纸巾擦掉凝胶，穿好衬衫，说声谢谢，然后离开。

我被转去别的医院做了一次负荷试验。物理治疗师带我做动作，我幼稚地想做到最好。我在更衣室换好衣服，身体连上各种仪器，不痛也没有不适。我骑上健身单车，它比健身房的老旧，反应也慢。我开始蹬起来，起初完全没有阻力，很轻松，但阻力逐渐增加，难度变大。当阻力很大时，我已经喘不过气来，感觉又要心梗了。护士调小阻力，她们不是要病人打破纪录，而是让测试平稳地进行，不出差错。

我的另一项检查是心肌放射性核素显像，以探查心肌是否有缺氧区域。冠状动脉中出现的任何狭窄都会影响血流。我锻炼时没有胸痛或不适，只是正常的呼吸急促。不过即使没有感觉，心肌仍然可能供血不足，因此他们往我的血液中注射一种放射性同位素，然后用一台仪器观察它在心肌中的分布。结果显示没有部位缺氧，这样我就不必再做冠状动脉造影检查。

走出医院总是让人舒心。无论天气如何，都能呼吸到新鲜空气。

接着就是打电话告诉等待结果的亲友——一切都很好。

"我一直在考虑自己买点肌钙蛋白试剂放在家里。"我坚定地告诉雅各布。

"为什么?"雅各布不解地问。

"我想知道是不是还会再来一次心梗。我受不了不安和不明确的症状。如果担心,我就可以自测得到答案。不管结果好坏,都能让我从恼人的不确定里解脱出来。"

"但肌钙蛋白试剂并不能给你想要的安全感。至今还没有哪种单一的检测可以'预报'心梗。在没有心梗时,身体也可能会多分泌一些肌钙蛋白,这种检测只会让你产生多余的担心。如果要让这种试剂发挥作用,你得过度频繁地测量,那样只会徒增烦恼。"雅各布用医生的耐心解释。

雅各布说得对。现在依旧没有捷径,也没有仪器可以简单快速地用数值来消除我的担心。因而我必须学会与担心共存,并把它消磨掉。

我用大量时间了解心梗和动脉硬化。我在 Swedeheart(瑞典心血管疾病登记处)里寻找各种信息,现在我也是其中的一个数据。我还在汇集了全球医学研究的网站 PubMed 上查阅文章,并向各类专家提问。相关的信息和研究浩如烟海,但这些研究要么是针对单个病例的,要么是针对成千上万人的研究。当然,每个人都是独一无二的,并不能根据其他病例来判断自己将来的状况。数字的清晰带来的鼓舞很容易造成虚假的安全感。反之亦然:糟糕的赔率也能带来好结果。

我非常想从数据中获得一切都会顺利的安全感。正如那句老话，我对统计数据的使用就像醉汉抱住灯柱，是为了稳住身体而非获得光明。正确使用统计数据至关重要。

我最希望解决的两个问题是：为什么我这么年轻就心梗了？它还会再次发生吗？都还没有答案。所以，与其盲目地盯着统计数据和概率，不如听从科学家的建议。许多聪明的人已经思考和提出了建议，我会遵循这些建议，并且减少挖掘数据的时间。

更多了解自己的疾病会让人安心，我还将与它共存很长一段时间（希望如此）。

另外，我忍不住想要弄清楚自己为什么会得病，以及做什么能提高生存率。事实上，寻求第二诊疗意见是每个重疾患者应有的权利。它也是法定的，主治医生或医院应该为任何寻求第二诊疗意见的患者提供便利途径，第二诊疗意见不应该比普通门诊花费更多。但是我不希望他们提出与现有治疗方案截然不同的建议。通过一个朋友，我找到一家私立医院。我注意到一些不同：医生办公室更漂亮，候诊室让我想到 spa。在与两位知名教授会面并做了进一步的血液检查后，他们得出结论：现在的治疗方案很适合我，我应该继续下去并改变生活方式。这有点意外，但原方案得到确认又让人宽心。第二诊疗意见不一定有变化，从一个医生跑到另一个医生那里征求意见有可能看起来毫无意义。我认为质疑没问题，但到了一定程度，必须放下向其他专家求诊的冲动，相信自己的医生。否则，我会永远在求诊。

我仍然不太接受自己心梗了，有时我觉得它发生在别人身上，一切只是个误会。我现在的身体和心梗前差不多，只是更容易疲劳。我不只是感到疲劳而是在刻意寻求它。如果有显而易见的外伤，比如腿打上石膏或缝合的疤痕，可能我会更容易接受。现在的我像被某种无形的东西折磨，唯一生病的证据是医生画的展示各种血管狭窄的草图。

心梗没有客观的衡量标准，我的血常规是正常的，LDL 水平略高，但仍在正常范围内。"大多数心梗发生在血脂正常的人身上。"有位心脏内科医生说过。现在我正在服用一种降低胆固醇的他汀类药物，应该能够稳定冠状动脉中残留的斑块。我经常打电话问雅各布，虽然他可以解决基本的解剖学和生理学问题，但他的回答更多是"还不知道"或"这取决于……"。许多事情不合逻辑，母亲比我大 25 岁，体重轻大概 20 千克，但她吃药的剂量和我一样，这是怎么回事？我们每天都要吃 75 毫克乙酰水杨酸。她的血药浓度难道不是远高于我的？

现在正是斯德哥尔摩的早春，我有了探索这座城市的机会。起初，我只想在离家近的地方活动，如果累了或不舒服，能够方便回家。但很快我变勇敢了，会到哈加公园（位于斯德哥尔摩北部，离市中心不远。——译者注）散步或在外面吃午餐。我经常做的户外活动是绕动物园岛（斯德哥尔摩中部的一个岛屿。——译者注）骑自行车。那儿风景迷人，我骑得很慢，可以一直欣赏周围的景色，斯德哥尔摩之美照进我眼中。尽管心梗很糟，但我还是时常觉得自己幸运，我有家人、朋友和事业。

我与朋友和家人见面的时间比平日多了不少，这真是再好不过的了。我像在度假或疗养。大部分时间不工作没有对我造成困扰，每天工作两个小时就可以保持工作进度。我只做必要的事，其他的则尽量委托别人，还拒绝了很多事。以往我对大部分工作都说"同意"，我是发动机，推动自己和团队。现在，则需要别人来推动工作，或者我得接受进度慢下来。以前觉得要紧的事已经变得次要，我很少想工作了。一旦安排好时间表，限制我的工作时间并不难。过去我通常会即时或至少在当天回邮件，但现在有一部分邮件几天都不回，其中一些甚至被我完全忽略了。心梗真是个不错的借口。

根据和心脏内科医生戈兰商定的时间表，我在心梗后的头两周完全不工作。之后的 3 个月，我的工作将逐步转为半天，接下来是暑假和年假。到了秋天，我将开始"新的"正常工作，不过在这之前，我必须等待各种检测结果和进行恢复训练计划。

复诊时我受到医护人员的称赞，他们说我恢复得不错。不过这种赞美方向错了，如同我不该为心梗受到指责一样，赞美让人感到陌生。我一直在吃药，饮食上有些调整，锻炼更多，压力更少。事后看来，心梗其实并没有那么惊心动魄。

我能用三个字来总结人生：向前走。

—— 罗伯特·弗罗斯特

心梗后能恢复健康吗？

心梗后能恢复健康吗？在回答这个问题之前，你得先思考"健康"到底是什么。健康是没有疾病？没有疼痛？能做想做的事？有位愤世嫉俗的医生说过，没有健康的病人，只有不合格的检查。哈利·波特有严重的视觉障碍，超人也对氪石过敏。如果我们的超级英雄都没有完美的健康，普通人又如何会有呢？

心梗会对心肌造成永久性损伤，留下瘢痕。瘢痕对心脏功能和泵血能力的影响取决于心梗的严重程度、位置、心梗前心脏的状况，以及患者在心梗后的生活方式。你的心脏并非稳定不变，像人体所有的肌肉一样，它有一种惊人的能力，可以通过锻炼来改变、代偿和变强，而且永远不会晚。美国的一项关于心梗患者的大型研究发现，那些参加心脏康复项目并锻炼身体的患者可把5年内死亡的风险降低47%。此外，年长患者的锻炼和康复效果甚至比年轻患者要好，因为许多药物对年长患者所产生的效果不如对年轻患者的。

因此，心梗后能否恢复"健康"的答案肯定是"能"，前提是

"健康"指能做心梗前做的所有事。如果"健康"是指"治愈",那么很遗憾,答案是"不能"。任何心梗患者的心脏上都会留下瘢痕,再发风险也会增加。

我们当然不应低估心梗和它的影响,这是一种严重的疾病。但也不应该夸大。78 岁的伯尼·桑德斯在参加美国总统竞选时心梗发作,接受 PCI 治疗的两周后,他就已经在台上与其他候选人进行辩论了。另一个例子是代表西班牙国家队参加过 167 场国际比赛的足球门将伊克尔·卡西利亚斯,他 38 岁时心梗发作,6 个月后又回到了职业足球赛场。

雅各布　手术前,患者通常要填写一份健康声明,其中有一个方框,你可以选"完全健康",我的一个患者就选了。她曾得过几次心梗,肺部有血栓,走路要用助行器,还有严重的吞咽困难,吃饭需要管饲,但这些并不足以让她觉得自己"有病"。显然,"健康"是一种主观感受。或许她以前一直在生病,现在觉得一切都比以前好?或许她认为,自己没有得流感之类的急性病,况且我们已经知道她的所有情况。

人对"健康"的感受在一生中会变。对 20 岁的人来说,健康是能参加午夜长跑或做 CrossFit 训练,而对 80 岁的人来说,健康是能无痛爬楼梯和逛街。请用对身体功能的描述来代替健康和疾病这样绝对的术语:你能做什么,疾病在哪些方面限制了你的生活?

慢性病患者如何生活?

几乎所有心梗患者都有动脉粥样硬化,这是一种慢性病,还无法治愈,只能控制。不过心梗后的治疗目标是让人尽量恢复"正常生活"。也很有可能让心梗后的心脏比之前更强大。你的心脏会愈合，而且可以通过锻炼、饮食和药物让它变得更强壮、更灵敏。在第7章，我们将介绍如何改善心脏健康。

但心里的感受呢？当然是各不相同的。一些人会放不下自己的病，并尽一切努力去"矫正"它；另一些人不愿接受自己得病，甚至可能停药。生病让人绝望，或许自我形象也遭到破坏，还让亲人担心，他们可能心疼你，但不知道怎么做。大多数人经过一段时间后，就会恢复常态。疾病实际的影响很小，除了患者必须每天吃药和改变生活方式。但和心梗前一样，要不要做什么都是你自己决定的。

最大的变化是每天吃两次药，你得学会坚持这个习惯。旅行时需要带着药，如果出门时间长，可能要提前开好处方，准备额外的药。另一件重要的事是，有些药物会相互作用。例如，强效抗凝血剂不应该与阿司匹林和布洛芬等止痛药同时使用，因为后两者会稀释血液。

心梗患者知道以后会常与医疗系统打交道，包括取样、血液检查、X射线检查、护士随访、超声检查、物理治疗师、营养师，还有医生随访。生病很费时间，一个省时的妙招是在备忘录留下打交道的记录。许多地区都提供了在线查看预约记录和病历的服务。尽量提前准备想问医生或物理治疗师的问题，计划好自己的就诊。这些都是对自己的健康负责的表现。

在与医生的会面开始时简要讲一下就诊原因，像是一个小小的议程安排。如果你准备了问题，就请医生留出一些问答时间。通常你在会面结尾才提问，然后突然时间就到了，问题没有得到解答，只能拖到下一次。现在医疗系统中的连续性在变差，患者多年被相同的护士或医生救护已经变得稀罕和奢侈。

患有心血管疾病的人可以把自己的心脏当作单独的个体，比如一只宠物。在搬家或出远门时，考虑一下这些行动会对心脏产生哪些影响。心血管病对大多数人而言并不是障碍，患者可以去想去的地方旅行和生活，只是需要一些额外的计划。如果你要从一直接受治疗的地方搬走，那最好请你的医生为你介绍要搬去的地方的新医生。要是你一直住在同一个行政区，就会被通知取样和做随访，但如果你从南曼兰省搬到耶夫勒堡省，那就很难确定他们会知道你在 6 个月后该做超声心动图了。你得自己负责后续治疗的完成。如果你正在计划搬家，请与你的主治医生讨论该怎么做，以及应该携带哪些材料。

所有的检查

当你出院时，自然已经做过各种心脏检查。但还是很难跟上心脏的实时情况和弄清进行各种检查的原因。而且检查还没完，在返回医院时，你会接受不同的心脏功能测试，以评估它的恢复状况。

心脏病学的主要优势是，发现和治疗心脏病的概率都很高。我们可以通过多种技术绘制心脏电生理系统，清楚地看到心脏是如何收缩和泵血的，以及 4 个瓣膜是否有缺损。更先进的检查还能看到细小的冠状动脉以及它们是否有狭窄。通过不同的技术，心脏可能是被绘制得最精细的器官，因此可以看到和理解心脏发生了什么。

我们将讲述有价值的常见的心脏检查，以及这些检查的作用和局限。其中一些你可能做过或听过。

常见的心脏检查：

- 听诊器检查
- 超声心动图
- 心电图
- 负荷试验
- 动态心电图
- 测量血压
- 心脏计算机断层扫描（CT）
- 心脏磁共振成像（MRI）
- 心肌放射性核素显像
- 冠状动脉造影
- 血液检查

听诊器检查

没有其他工具能像听诊器那样成为医生的象征，它有些神奇的色彩。但它的实际作用却不如传说的那么好。用听诊器检查就像听门后的脚步声——通过训练，你可以学会分辨不同的鞋子和步速，但现有的训练还无法教你分辨小偷和好人。尤其，如果没有听到脚步声，并不意味着门后没有人。

听诊器与超声心动图的关系就像打字机与电脑。电脑不仅有打字机的全部功能，还有更多的其他功能，只是看起来没有那么酷罢了。

但医生现在还在用听诊器，他们用它听心律和杂音。这种杂音是由血液湍流引起的，瓣膜缺损会造成血液湍流。但医生听不到冠状动脉中的血流，只能听到瓣膜打开和关闭的声音。因此，听诊器检查只能对心脏功能做粗略的评估，但这种检查既便宜又不会造成任何并发症。

超声心动图

几乎每个心脏病患者都做过超声心动图，对许多人来说它是定期检查。超声波可以显示心脏的实时状况，看到左心室的收缩，测量血液通过主动脉瓣射出时的速度，观察右心室优雅地侧卧在更强大的左心室旁。最常见的是经胸超声心动图（TTE），它透过胸壁观察心脏。这项检查的优点之一是完全无害，患者的不适感也最小。超声探头是发送和接收超声波的部件，它被放在胸部的不同位置，以便从不同角度来观察心脏。超声波一般生成二维图像，而心脏却是一个三维结构。因此，有必要从多个角度观察，以生成准确的图像。心脏内科医生经常谈到的一个数值是左心室射血分数，它是衡量左心室每次收缩时射出血液的百分比，通常有一个范围，比如 55%～60%，即当左心室收缩力度最大时，还剩下 40%～45% 的原始血容量。心力衰竭患者的这个数值可能会低得多，严重的可能只有 10%～15%。

如果 X 射线检查生成的是一幅图像，那么可以把超声波检查生成的当成一段影片。其优势在于能看到心脏的实时运动，并可以分析运动的不同阶段，就像电影一样，可以暂停或慢速播放。在计算软件的帮助下，还可以对心脏进行大量测量，更不用说发现瓣膜的缺损。随着年龄的增长，瓣膜常会钙化并关闭不全，就像谷仓门一样。如果有心脏瓣膜关闭不全，可能需要修补，如果变得更严重，可能需要置换瓣膜。

心脏的某些位置很难透过胸壁看到，因此可以将一片薄薄的超声探头穿进食管，从"背后"观察心脏。其优点是可以得到更清晰的、多角度的心脏影像，但缺点是必须把一根软管放进患者的喉咙，很不舒服。因此检查前会给患者使用镇静剂。这就是经食管超声心动图（TEE）。

如何解读检查结果？

几年前起，瑞典的患者就已经可以在线查阅他们的病历了。不过，病历使用的语言还不符合普通人的习惯，病历仍然是医生的工具，是写给医学专业人员看的。当然，借助术语词典阅读病历也并非不可能，但随之而来的危险就是产生误解，还可能造成不必要的担心。更好的办法是在下次就诊时，请医生或护士看看检查结果，特别是让他们解释结果的含义。有些医生，比如马丁的心脏内科医生戈兰，给患者的时间很慷慨，会通过电子邮件回答后续问题，并花时间解释检查结果。

心电图

无论是健美运动员屈曲高耸的肱二头肌，还是婴儿的抓握反射，都是肌肉收缩，由微弱的电流激活肌细胞产生。电流一般由神经传导，但心肌细胞很独特，它们自己产生电流并相互激活。心肌细胞由一个节律发射器——窦房结控制，它像一个为心脏设定节奏的导体。窦房结发出的电信号，可以在皮肤上收到。心脏是一块三维的肌肉，电信号传遍它就如同把水倒在一块圆形石头上。电流可以通过放置在皮肤上的小电极来检测。在胸部放置的电极越多，测量点就越多，也就能更好地定位电流如何穿过心脏。心电图读取这些电流，在其曲线上，可以看到心脏的不同部位是如何激活的。就像一支交响乐，首先有一个信号引起心房收缩，然后心房收缩减慢，开始舒张，以便血液能够进入心房。在心电图的曲线上，能先看到一个小的起伏，接下来当强有力的心室全力收缩时，便能看到一个更大的起伏。

心脏内科医生会细心地观察心电图上曲线的形状、各阶段之间的时长、电流的通路是否异常，以及心跳的规律性。他们可以据此发现是否有正在发生的心梗或是否有心脏部位缺氧（心绞痛）。

心电图简单、省钱，而且完全没有风险。但是，有可能一个人心电图完全正常，却患有心脏病。心梗患者的心电图会显示痕迹。

正常心电图曲线

急性心梗心电图曲线

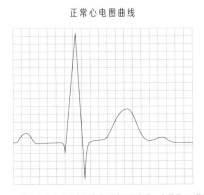
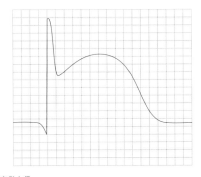

一次心梗在心电图上可以有几种不同表现，右图是 ST 段抬高型心梗。

但心绞痛在缓解后一般无法从心电图看出来，动脉粥样硬化也无法从心电图看到。

假如你的心脏是一台汽车发动机，那么心电图就是发动机电气系统（电池、火花塞和分电器）运转情况的表现，可以透露汽车能开多快。

当然，你不必掌握如何解读心电图曲线，但看一下正常的曲线与急性心梗的有什么不同，也挺有意思。前页的第一张图展示了完全正常的心电图，最高的波峰是在左右心室收缩时。当心梗发作时，电流通过心梗区域的方式会改变，在心电图中便可以看到这种变化。在急性心梗的那张心电图中，波形看起来与正常的完全不同，因为梗死区域的心肌正处于缺氧状态。

负荷试验

负荷试验是在身体活动状态下监测心电图、心率和血压。人在运动时，心脏必须更努力地工作，需氧量也会明显增加。因此，有时可以通过增加心脏的负荷来刺激它，看看这是否会导致心电图的变化。最常见的方法是让你骑健身单车，每分钟逐渐增加负荷，让踏板变得越来越重。这个试验可以看到心脏能做多少功，单位一般是瓦特，有现成的表格展示不同年龄段的正常值。医生会观察你在运动过程中心率和血压的起伏，以及心电图是否发生变化，这能反映心脏的缺氧情况。运动停止后还会继续测量，以观察心脏恢复到日常状态的速度。有时，由于患者有胸痛或其他不适，试验会提前停止。

如果患者不能完成运动，也可以通过注射药物提高心率来模拟运动的效果。

> **乔安娜** 在进行负荷试验前，我收到了一本小册子，告知我要骑健身单车，同时监测脉搏、血压和心电图，他们会在这个过程中逐渐增加阻力。试验开始时一切都很顺利，踏板也越来越沉。过了一会儿，负责试验的护士让我停下来，并躺到一张床上。接着她找来一位医生，医生看了检查结果，问我感觉如何。躺在床上，我呼吸急促，不过没有疼痛，可是他们突然停止试验让我不安。那位医生问谁是我的主治医生，我说没有，她便将我转诊给一位心脏内科医生。我隔天从自己的线上病历中读到："运动引起心肌缺血，提示稳定型心绞痛。"

动态心电图

动态心电图是在日常环境中记录一到两天的心电图。日常生活的焦虑会对心脏造成压力，在现实生活中观察到的心脏工作情况比在医院做的随机试验更为重要。动态心电图可以发现不规则的心律和心绞痛的征兆。这种检查很常见也不复杂，患者的胸前会贴上电极，再佩戴一个手机大小的小型心电图仪，除此以外和平时一样生活就可以了。

动态血压监测

血压是在不断变化的，而且这种变化相当正常，在生理上也是需要的。如果被一个愤怒的邻居挥舞着耙子追赶，那么你的血压必然会升高。在医院测一次血压对一天中血压的变化提供的信息十分有限，这就是为什么要对血压进行 24 小时监测。你可以借一个自动血压仪，将它佩戴在上臂一天，它会每隔 20 分钟测量一次血压，以便你更清楚地了解一天中血压的变化。当你工作时，血压可能完全正常，但当你回家后购物，做饭，在有两个青春期少年吵闹不休的房间里"放松"时，血压会不会升到危险水平？或是反过来，工作环境给你各种压力，让你血压升高？还可能是噪声、心理压力或其他影响血压的因素。监测血压可以让你清楚地了解自己对压力源的实际反应。请记住，高血压是心血管疾病的高危因素之一，降低血压能减少心梗风险。在本书的稍后部分，我们会详述如何降低血压。

心脏计算机断层扫描（CT）

动脉粥样硬化是在血管壁内发生的。超声心动图或心电图等技术，有时可以显示动脉粥样硬化造成的影响，尤其是当它导致心脏供血受阻时。但这些检查无法直接"看到"动脉硬化。一种能确切显示动脉硬化的方法是 CT。CT 用 X 射线"将身体分成薄薄的切片"，放射技师利用计算机软件将这些切片的图像重建成立体的器官。为了更清楚地显示血管，通常会在检查前往血管里注射造影剂。

对心脏进行成像有一个问题：它一直在跳动，这可能导致图像模糊不清。为了获得尽可能清晰的图像，放射技师会给患者一种药，通常是 β 受体阻滞剂，以减慢心跳速度。有些患者在吃药后感到疲劳或犯困，不过这并不危险。X 射线检查是无痛的，只需要几分钟就能完成。CT 现在正变得越来越普及，因为它能提供更多动脉硬化的信息，比如它的结构，并粗略估计斑块是否稳定。新的 X 射线设备提供了更好的图像质量，更为最重要的是，病人受到的辐射比以前少了。

注意： 造影剂可能损伤肾脏，特别是在你脱水的时候。因此，在检查前的几个小时应多喝水。如何知道自己喝够了水？观察尿液的颜色，如果尿液是清澈的，不是黄色的，说明身体水分充足。

心脏磁共振成像（MRI）

CT 利用 X 射线成像，而 MRI 则利用高强度电磁波。它们的主要区别是，MRI 不会让患者受到任何危险的辐射，通常也不需要注射造影剂。不过它的缺点是设备更加昂贵，检查速度也慢很多，一次 MRI 可能需要 1～2 小时。因此，冠状动脉筛查和成像通常使用 CT，而 MRI 则留给需要检查心肌出血和评估心肌功能的患者。

与 X 射线设备一样，较新的 MRI 设备生成的图像更清楚。在未来，MRI 会被更多用于心脏病患者的筛查和后续检查。也许你从超市出来的时候就会经过一台 MRI 设备，它能给你做检查并向你的虚拟医生发送诊断建议。这像是科幻小说，不过在技术上，除了 MRI 的检查速度和解读大量检查结果的能力外，实现它并没有什么障碍。

心肌放射性核素显像

心肌（心脏）放射性核素显像，是测量心肌灌注（心肌的血流量）的检查。它不显示冠状动脉，而显示冠状动脉中的血流状况。

心脏的需氧量取决于心跳的速度和强度。为了泵出更多的血液，心脏必须更用力、更快速地收缩，像其他肌肉一样，它需要更多的血液，因此要增加冠状动脉的血流量。

这一检查是在医院进行的，通常分两部分：负荷部分和静息部分。一些地方的检查会分两次做，另一些地方在两部分之间会有一段较长的休息时间。检查一般从负荷部分开始，以观察运动时心肌的灌注情况。患者骑上健身单车并逐步提高心率。阻力会很大，最后患者会喘不过气来。如果患者不能骑车，可以通过注射药物增加心脏负荷来模拟运动。接着便会将少量放射性同位素注入血管，这听起来很可怕，但由于剂量非常小，患者不会有感觉。放射性同位素随血液流动，伽马照相机可以探测其动态，并生成心脏的图像。图像能显示心脏各部位血流量的大小。检查的负荷部分结果正常的话，便能有力地证明（99%的概率）不存在影响冠状动脉血流的病变。如果第一部分结果正常，有时便会省略第二部分的检查，这是为了节约资源，更是为了让患者少受辐射。

如果第一部分检查结果不正常，就得进行静息部分的检查。如果两部分的结果不同，就说明很可能运动中心脏负荷增加时会出现缺氧。

冠状动脉造影

如果医生有强烈的怀疑，并且一项或多项检查结果异常，一般会让患者做冠状动脉造影检查。这与前文讲述的 PCI 方法相同。不过我们还是做一个简单的回顾：检查是在医院的血管造影室进行的，患者被注射镇静剂和局部麻醉剂。一根细导管插入手腕或腹股沟的动脉，穿行至心脏。接着医生注入造影剂，以观察冠状动脉。医生还可以同时测量血压并评估冠状动脉的血流量，以确定是否有明显病变。冠状动脉造影和其他检查的主要区别在于它是侵入性的（仪器进入体内）。其优点是可以看到真正的病变，并立即进行治疗。上面所说的其他检查只是做出诊断，却不能治疗。其缺点是侵入性检查会伴随风险，最常见的是插管处疼痛或出血。

在极少数情况下，不到1%的患者会出现严重的并发症，比如心梗或冠状动脉破裂，不过一般都可以立即治疗。

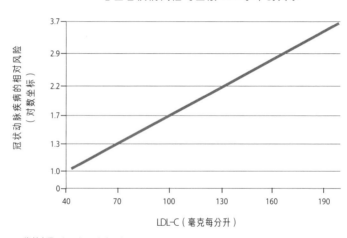

心血管疾病风险与血液 LDL 水平的关系

资料来源：Grundy et al, *Circulation*。

血液检查

通过对血样的各种分析，可以评估心血管疾病的风险是普通、偏高，还是偏低。你能看到多种数值，但血脂和血糖水平最能反映

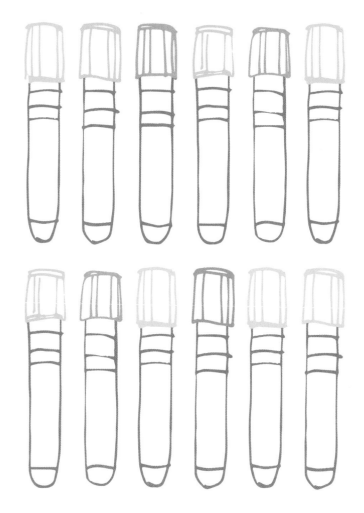

不同的试管有不同颜色的试管塞，不同的检查需要对血样进行不同的处理。例如，肌钙蛋白的试管用绿色，血糖的用粉红色，胆固醇的用薄荷绿，血红蛋白的用紫色。

风险高低。不过这些都只是评估概率。心梗后的血液检查项目通常有：血脂（包括胆固醇）、血糖（包括指尖血和糖化血红蛋白）。另外也会检查血常规、凝血功能和肝功能。

人们常常谈到胆固醇与心梗有关，但胆固醇不只一种物质，而是有许多不同的类型。后面我们将介绍更多胆固醇的知识。血液检查会显示不同胆固醇的水平，包括"好"的高密度脂蛋白胆固醇（HDL-C）和"坏"的低密度脂蛋白胆固醇（LDL-C）。LDL-C升高（>3.5毫克每升），心梗风险增加，LDL-C降低，则风险减少。无论是通过改变生活方式还是用药物治疗，降低"坏"胆固醇可以减少心梗的风险。不过多数心梗患者的LDL-C都在正常范围内，这值得注意。

可惜，还没有任何一种血液检查可以发现动脉粥样硬化。不过，某些数值可以反映动脉粥样硬化和心梗的风险。但即使数值完全正常，也有心梗的可能。医学并非精确的科学，仍然有很多未知的地方。在未来，科学家可能会找到一种可以检测的特殊物质，用以评估动脉粥样硬化的"活跃度"。不过目前还做不到，相反，现在检测的是那些已知与心梗风险升高有关的物质。例如，血糖高的糖尿病患者，心梗和中风风险都很高，这对1型和2型糖尿病患者都适用。因此，控制好血糖对预防心梗有重要意义。

血管外科医生埃娃·卡洛夫致力于研究新的诊断方法。她的度假屋在斯德哥尔摩群岛，我们在那见面，孩子们吃着夹心饼干，跑来跑去地与小狗波比玩耍。我们谈论如何预测心梗。在卡罗林斯卡医学院，她的研究小组正在寻找如何预测动脉粥样硬化斑块是否会破裂。心梗通常发生在斑块变得不稳定，进而破裂之际。CT 和 MRI 等放射检查已经可以观察斑块是否稳定，还有一些血液中的微量蛋白可以帮助预测。研究小组关注着胆绿素，它是红细胞分解的副产物，也是瘀伤消退时呈现青色的原因。研究人员希望能找到更多稳定斑块的因素，以防止其破裂和引起心梗。这些东西对预测心血管疾病和开发新药有帮助。埃娃谈到了一种指日可待的前景——先进的电脑程序，比如 VascuCAP，能独立分析放射检查的图像，不仅可以判断是否有动脉粥样硬化，还可以分析斑块的构成，不同成分的破裂风险不同。该方案还涉及利用人工智能改进分析图像的能力。

伦纳特　我一直反感血液检查。其实没那么痛，只是一想到冰冷的针穿过皮肤，钻进血管，如同放血一般，我在候诊室里就会一身冷汗。最糟糕的是有些实习护士要扎几次才能找准静脉。这太可怕了，以至于在检查的前几天我都在想着这件事。有一次我甚至晕倒了，倒在一个可怜的护士的腿上，当时一定吓了她一跳。

死亡

许多心梗患者担心（说实话，甚至不少心脏健康的人也担心）心源性猝死。心搏骤停最常见的原因是严重的心梗，不过也有其他原因，比如心律失常和心脏瓣膜疾病等。当心脏停止泵血时，血压骤降，大脑缺氧，人很快失去意识。如果几分钟内没有开始心肺复苏（CPR），人就会死亡。我们将在第 6 章讲解 CPR。

心脏内科医生雅各布·霍伦伯格熟悉心源性猝死。他是心搏骤停中心的创始人之一，该中心致力于研究心搏骤停。他还在斯德哥尔摩南区医院担任心脏内科医生，因此对科研和临床都有深入的了解。雅各布热衷于挽救心梗患者的生命，越多越好。

雅各布·霍伦伯格，讲座教授、心脏内科医生　心源性猝死要注意两件事——预防和急救。根据我们现有的知识，还难以预测哪些患者有心搏骤停的风险。我们知道，有最严重心脏病的患者风险最高，因此会给他们安装 ICD，但绝大多数心搏骤停发生在所谓的低风险人群中，即我们排除在高风险以外的人。这就需要更多的研究来明确什么人有风险。显然，预防很重要，无论是否有过心梗，不过预防究竟有多重要还不确定。

在治疗心搏骤停患者时，如果能找到方法缩短等待 CPR 和除颤的时间，就有巨大的救治潜力！ 目前，每十个心搏骤停的人中只有一个幸存，但如果在患者倒下后的几分钟内用除颤器除颤，那么生存率会上升到七成。我们正在开发和研究一些新方法（急救中心人工智能、短信救生员、装载除颤器的无人机等），旨在缩短等待除颤的时间。立即实施 CPR 绝对是关键所在，瑞典在这点处于世界领先地位，大约 70% 的患者在被送上救护车前就接受了 CPR，它使生存率增加了一倍多。

这需要全社会参与，缩短除颤等待的时间，引入新的治疗技术。在未来，肯定会有更多人拥有类似苹果手表的传感器，它们可以识别真正危险的心律失常（比如导致许多人死亡的室颤），而不只是现在能做到的识别房颤。这类设备可以自动发送求救信号，或许还可以向附近的救护员发送信息。心搏骤停中心参与开发了一个高效的系统——短信救生员，它在有人发生心搏骤停时发送短信，志愿者和离患者最近的人收到短信后可以赶来帮忙。该系统被瑞典的几个地区采用，包括斯德哥尔摩和西约塔兰省等。

限制治疗

　　如果主治医生认为患者没有机会恢复有意义的生命，或者治疗有造成或延长痛苦的风险，那么主治医生可以决定限制治疗。瑞典国家卫生与社会事务部对限制治疗的定义是："当维持生命的治疗不符合科学和经验证的经验时"。即使患者心搏骤停，也不实施CPR，就是限制治疗，通常被称为"非CPR"决定。每个人都有权表达他们希望在心搏骤停时接受何种治疗。我们都有一死，如果更多人能想清楚他们想要（和不想要）的死法，对自己和亲人都是好事。通常，提前交代过后事更容易处理。

小结 —— 康复了吗？

这一章讲述了动脉粥样硬化等慢性病患者的生活。

我们讨论了心梗后能否康复的问题。

心梗患者通常要多次去医院复诊。尽量提前准备好想问医生或物理治疗师的问题，计划好自己的就诊。

医院会使用各种诊断工具：从古老的听诊器到新的 CT—— 心脏成像的速度比一次心跳还快。但没有一种工具可以显示心脏的所有结构，因而患者需要进行多种检查。

为了检查血压是否过高，一般要对血压进行 24 小时持续监测，这通常也是为了调整治疗药物。

超声心动图会显示心脏的工作状况。检查图像如同一段影片，通过它可以测量心脏的大小，看到心瓣膜如何打开和关闭。

心电图能显示心脏的电活动和心率，还能分辨心梗的区域。

许多 X 射线检查中使用的显影剂对肾脏有害，你可以在做检查前多喝水，以保护自己。

心梗后续治疗中的血液检查以及它们的意义。控制血糖和保持低 LDL-C 水平都很重要。

未来肯定会有更先进的方法来监测患者和分析检查结果。

心源性猝死及高风险人群。在心搏骤停早期除颤的重要性。

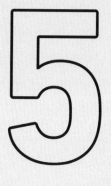

心 理

心梗后，有些事变了，我现在常常焦虑不安。
我的死亡之念已经浮出水面，它还不时地在脑中冒出来。

马丁：

我在圣戈兰医院心脏重症监护室 20 号病房住院的第一晚，诊断结果还没有出来。雅各布的朋友，伟大的穆尔医生来病房探望我。他当天在医院别的科室值班，路过来看看。我们以前从未见过，但谈话立刻变得很亲密。医院的环境和氛围去除了无意义的寒暄。他坐在我床边的椅子上，身体前倾，就像一个重量级拳击手，他说："有种可能是我们找不到任何原因，也不清楚这究竟是怎么回事。请答应我，不要为此担心。"我听着，意识到自己是无法摆脱担心的。我没有向穆尔承诺，因为确实很担心。

几个月后的仲夏节，我感觉到呼吸不畅，有点窒息，而且窒息感在缓慢地变强。我能吸入一点空气，但不够用。我们约了朋友，这时已经迟到了。我站在明亮的浴室里，随意吞下了每天的补充剂——我是指药，结果一大片 80 毫克的降胆固醇药阿托伐他汀卡在了喉咙里。大儿子疑惑地看着我在窒息般地呼吸，他还没来得及害怕，只是惊讶。一向镇定的拯救者索菲亚感到出了问题，冲进浴室准备给我做海姆立克法急救，好在还不需要。我趴在马桶上，把药片呕了出来。用以延长我生命的药片却可能意外地缩短它。我不断担心心梗再次发作或其他危险的事。这些都是非理性的焦虑。

心梗后的第二次出差，我住在曼彻斯特一家酒店，在浴室里准备吃药时，我想到了仲夏节的事故。我小心翼翼地咽下药片，它们没有卡在喉咙里。这里没有别人，等待救援的时间会很长。我比以前更常想这些事，几乎时时刻刻。如果我在这儿心梗发作，该怎么办？如果是在我坐飞机、开车、野营、到海里游泳的时候呢？就像一个幽闭恐惧症患者在音乐会寻找紧急出口一样，我计算了到最近的医院的距离、手机信号的覆盖范围，以及救护车能否到达这里。

开始的时候，我常常告诉自己这种持续的焦虑会消退。有了信心以后，我发现恐惧的确正在减弱。日常生活的"新常态"与旧常态并没有太大区别。没错，我在吃药，饮食更健康，锻炼更多，工作方式也有些不同，但日常生活的其他方面基本是一样的。我很早就下了决心，除了必需的，不让这个病限制自己的生活。而且事实证明，这些限制并没有造成多大的不便。但我还是感觉脆弱——不舒服、倦怠、不寒而栗，就像它渗透进我做的一切事中。当紧急刹住自行车以避免撞上汽车时，加速的心跳让我害怕。我担心在孩子们开玩笑和大喊"砰砰"时，自己的心跳加快。我在工作谈话时尽量不生气，而是想着呼吸。

我本不是焦虑的人，以前都没焦虑过，我的哲学是不能活在忧心忡忡里，特别是担心那些尚未发生，而且可能永远不会发生的事。我明白说比做容易，而且不同个性的人处理焦虑的方式也不同。不过心梗后，有些东西变了，我现在常常焦虑不安。我的死亡之念已经浮出水面，它还时不时地在脑中冒出来。我尽力不陷入焦虑，决心摆脱这个病的限制。活就要活得精彩。

假期我和家人去了美国西南部。车窗外是无边的莫哈韦沙漠，气温高达 44 摄氏度。尽管车内有空调，而且每个人都很放松，可正在驾车的我却感到越来越恶心，也许是呼吸困难？我出了一身冷汗。会不会是再次心梗？到最近的医院还很遥远。我们在路边餐馆吃了一顿糟糕的午餐，这地方代表着美国最差的一面：塑料、花哨、夸张，我不想在此处多停留。此时的我很难集中注意力，谈话时前言不搭后语。这里手机信号也很差，给瑞典的任何人打电话都不通，而且那里是半夜。但为什么要打电话？通过一个电话是无法判断心梗的。这当然不像是心梗，可我第一次心梗时的感觉更不像，却的确发生了。几个小时后，不舒服的感觉才消失。

该如何判断我的担忧是否合理？如果心梗的症状轻微，而我又不在意高强度运动对心脏的压力，那么下一次心梗随时可能发作。如此看来，我一直担忧也不是没道理。我得时刻准备着，找好到最近和最好的医院的最短路线，这样就永远不会远离文明世界、被抛弃或孤身一人。

不过我有法子——做一个非常简单的测试：当下的感觉是否与心梗发作时一样？上次心梗时我吸气不充分，吸进的空气感觉很冰冷。每当焦虑袭来，我怀疑自己又心梗了时，就做这个测试。我可以吸足一口气吗？如果可以，那它是"冰冷"的吗？不是，就说明并非心梗。这套检查程序我已经做过很多次了。有时它会变成与自己的交谈，根据感觉的症状，我可能会问一个"检查问题"。例如，我在吞下药片后是否有"异物感"，或者我的症状是否有其他原因。

一旦我确定不是心梗，便会自我肯定。我会尽可能不带感情地想，这种感觉过去了，我应对得不错，现在该向前看。有时我会假装把这些感觉打包，然后永远扔掉。

之后我会尝试让这种感觉消失。我告诉自己发病的可能性非常低，其实更应该担心别的事情。这有点像一个坐飞机的人，通过沉浸在统计数据中来赶走自己的恐惧。最后，我认识到实际上现在的自己要比心梗前健康得多。既然那时都没有担心过心梗，现在有什么好担心的呢？

我消除焦虑的方法简单到近乎是一种机械的思维循环。在心梗后不久，经过一番内心对话，这个方法产生了。它对我来说很有效，还可以根据情况调整——回想住院时的感觉，并与当下的感觉比较。随着焦虑的消退，我不必再想它了。当然，它还是会回来，并没有持续缓解。有时它会爆发，有时又会消退。例如，如果我没睡好，就会变焦虑。在刚刚遭遇心梗后，这种方法我用得频繁，每小时就好几次。而现在，我很多天都用不上它。

我认为焦虑可以被打败。也许我的简单思考练习对我有用，也许将来某一天我可以完全脱离它。看来焦虑有其内在价值。它在变弱、逐渐离开，或许它也会疲倦，然后消失？

我是命运的主人，我是灵魂的统帅。

——威廉·欧内斯特·亨利

多样的情感

一次心梗会带来多种情绪，无论是对患者还是他们的亲友。这些情绪包括焦虑、担忧、羞愧、抗拒或抑郁。让我们来谈一下心梗患者的常见反应，并给出不同的建议。

抑郁

心血管疾病和抑郁之间联系紧密，多达20%的患者在心梗后会出现抑郁障碍。二者的关系很复杂，还可能是双向的：抑郁的人，心血管疾病的风险会增加，心血管疾病患者，抑郁障碍的风险也大幅增加。也许这种共病症并不稀奇。心梗会造成心理创伤，引起焦虑和现实感丧失。再反过来看看，有种生理学上的解释——血管性抑郁假说。它的依据是血管硬化往往同时发生在几个地方。按照这一假说，硬化导致血栓，也造成抑郁障碍相关大脑区域的血流阻塞。

生活有喜有悲，能够感受到这些情绪才是正常的、完整的。重要的是，抑郁障碍是一种疾病，而且会威胁生命。每个人都会改变胃口或缺乏主动性，这些都正常，但如果你或你的亲友有下列症状，那么应该考虑是否有真正的抑郁障碍，并寻求专业帮助。你不应该仅凭感觉，而应寻求帮助。

抑郁障碍的警示症状：

- 大部分时间都情绪低落
- 悲伤，不快乐，缺乏主动性
- 食欲不振或暴饮暴食
- 体重变化
- 睡眠障碍
- 焦虑和担忧
- 自卑
- 内疚

迈克尔　手术后我身体状态很好，心绞痛消失了，伤口和胸骨愈合得也不错。我很久不吃止痛药了，还能遛狗和做些轻松的锻炼，但内心却有冲突。我情绪低落，脑子里想个不停，如同进入一种无法摆脱的沉思。我真的不认识自己了。我比以前更疲惫和易怒，会为一些以前不在意的小事生气，细小的挫败我都无法克服。尽管睡得比以前多，但我却更累了。我恢复了工作，可是基本都做不好，因为很难集中注意力。我本应该高兴的，手术前我非常担心，而现在一切都很顺利，但我确实没有。

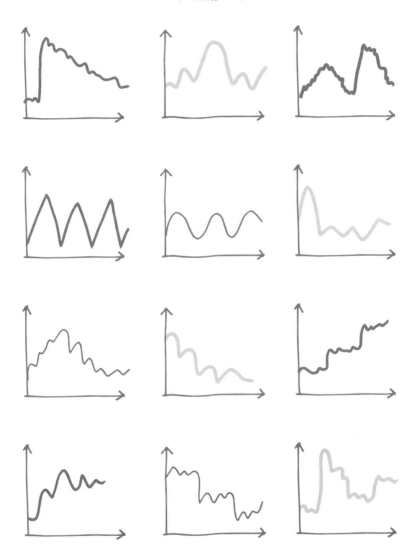

各种焦虑曲线

心梗后的焦虑个体差异很大，患者的体验各不相同，取决于个性、病程、诊断和其他因素。

焦虑和担忧

每个人都有担忧或害怕的时候，当这种感觉变得强烈时，就被称为焦虑障碍。它的症状有胸闷、口干、头晕，有时还有惊恐发作。如果你经历过心梗等改变生活的事件，那么焦虑不足为奇。你会不停地问自己，为什么得病的人是我？还会对家人、工作感到愧疚，或是很难接受自己一直依赖药物和检查的"病人"身份。感到自己快死了会让人充满焦虑。你也许觉得亏欠了亲人，因为自己在心梗后很长时间内都不会"那么有用"或"那么有趣"，这些都会引起焦虑。考虑实际问题也会产生焦虑，比如对工作感到不确定——我是否能全职工作？收入会变吗？还能负担现在的住房吗？在心梗前我都难以维生，现在怎么会有时间去医院？心梗常被作为生活方式病，所以我得病，让家人担心，都是自己的错吗？

马库斯　在决定要做搭桥手术后，我紧张、害怕得要命。最难熬的是从排期到手术之间的时光。我就是怕死，也怕手术出问题。当时弗兰克·安德森（瑞典著名摔跤手和娱乐明星。——译者注）死于一次心脏手术的并发症，这更让我坐立难安。我只能与妻子谈谈自己的焦虑。

在手术前几周登记预约时，我见到一位年轻的医生，他不是我的手术医生，我之前从未见过。他的话感觉只是在照本宣科。我不想说话，拿着他给我的资料，说完感谢就离开了。除此之外，我对整个治疗过程都非常满意，一切顺利，尽管我不是个标准的病人。不过那次谈话不愉快。

我被安排在周一手术，于是我在周日入院，那是一个黑暗的冬日傍晚。

> 自己一个人到了医院，想着隔天会躺在手术台上，后天将住进重症监护室，感觉很不自在。我当时神经紧绷，好在我的手术医生在周日晚上来看我。他坐在床边，看起来善良、稳健、可靠。他告诉我他每年做一百次这样的手术，已经做了很多年。他看上去一点也不担心，只说了句"手术会很顺利，没问题"，便让我放下心来。这次谈话真是鼓舞人心。

怎样才是适当的焦虑水平？什么时候该寻求帮助？这些问题不好回答，而且是高度个人化的。个人可以把焦虑带来的生活限制作为标准，比如不少人对搭公交或购物等活动望而却步，因为这些会让他们焦虑。如果焦虑阻碍了你的正常生活，那就该看医生或心理治疗师了。有许多方法可以缓解焦虑，而第一步是要确定你是不是焦虑。

惊恐发作

也许你曾经历过惊恐发作？发作时会感到生命受到威胁：心跳加速、胸闷、呼吸困难、头晕和恶心。这些症状与心梗的症状非常相似，也很难区分。如果去看急诊，心电图和血液检查可以排除心脏的问题。但在家中时该怎么办？是否有神奇的检测可用？很遗憾，现在还没有。家用的心电图仪器，比如苹果手表，只能显示心脏电生理系统的一维图像，不能用来排除心梗。或许在不久的将来，会有可以远程解读结果的心电图仪器和血液检查，或者用人工智能解读结果。在这些新技术上市之前，学习如何区分惊恐发作和心梗症状还是有用的，尽管这并不那么容易。更复杂的情况是，惊恐发作和心梗同时出现。好在大多数人在一段时间后能学会区分精神的问题和心脏的问题。有些人发明了小的记忆规则或放松方法，有些人靠疼痛出现的时间来分辨。例如，焦虑常常发生在休息时，即当注意力转向内在时，而心梗更常发生在身体活动时。许多焦虑的人能在俯卧撑或散步等运动中体验到焦虑缓解，但有心绞痛的人往往只想一动不动。

惊恐发作的症状有个体差异，以下是萨拉的感受：

> **萨拉** 我坐在公交车上，突然遭遇惊恐发作。先是恶心、胃痉挛，感觉我就要吐了。然后是耳鸣，出现隧道视觉，看到的细节都变模糊了，视野边缘的东西都消失了。我在发热、出汗。有些声音被放大，有些声音被堵住，我感到心脏在胸口跳得更猛、更快。晕眩越来越严重，每一秒症状都在恶化，我就像在螺旋式地坠入黑暗。我感觉胸口压着一个重物，呼吸又急又浅，同时又难以呼吸。当车终于停下时，我只想冲出去，远离所有人，去呼吸新鲜空气，摆脱那种令人窒息的压迫感。之后，我身体完全麻木，不停发抖，仿佛我坐在那辆公交车上时遇到了恐怖事件一般。

胸痛

心梗患者常关心如何区分来自心脏的危险疼痛与其他无害的疼痛。"胸痛"有许多不同的来源：肺、食道或胃，还有胸膜、骨骼或关节。

胸痛最常由肌肉和心理引起,但如何才能区分它们呢?最大的差异在于按压激痛点或转动手臂是否引起疼痛。或者说,疼痛是否与位置有关——仅在你躺着或坐着时出现。与位置有关的疼痛,通常来自骨骼、肌肉或关节。这种疼痛很少来自冠状动脉。

特丽莎·加夫是卡罗林斯卡医院的急诊科医生和讲座教授。她在反复思考一个问题:没有心梗的胸痛患者发生了什么?因胸痛来急诊的人没有心梗极为常见。

特丽莎·加夫,急诊科医生和讲座教授 当发现不是心梗时,患者往往感到空虚甚至失望。"那又是什么呢?"患者都想知道造成疼痛的原因。不过请注意,急诊科是为了确定可治疗的、危及生命的急性病,并减轻病痛。对于无法治疗和非急性的症状,我们不擅长发现和诊断。我们也不是能对所有问题都给出答案的《向隆德提问》(瑞典电视节目,邀请专家来回答观众提出的各种问题。——译者注),我们通常只能回答专业范围内的问题。

非心梗的胸痛特征:

- 发生在休息时

- 非放射性疼痛

- 由压迫激痛点或活动某个部位引起

- 吸气或呼气时都疼痛

- 身体其余部位无不适感

压力

作为一种动物，人类在速度和力量上并没有特别的优势。有史以来，世界就是危险的。因此，人类擅长对危险刺激做出快速反应，这已经写入我们的基因中。当我们生活在受到野兽或其他人威胁的自然环境中时，这是巨大的优势，甚至是生存的前提。所以，我们在经历了自己视为危险的事情之后，会有压力或焦虑的反应就不足为奇了。如果我们或我们的潜意识把日常状况与以往的事件关联，并视为对生命的威胁过度解读，就会产生问题。这类"关联"很普遍，特别是在那些受过创伤的人中。

大多数人都暴露在大量的刺激中，自己却并没有意识到。先停下阅读，试着感受你受到的刺激有哪些类型。想象你是一只类人猿，被从自然环境拖进现在的环境中。你是否听到屋外的交通噪声、电话铃声、邻居冲水声、汽车鸣笛声，还有背景音乐声和风扇响声？想想平常的一天你会看到多少张人类的面孔。史前人类以百人左右群居，群体外的其他人都被视为敌人。

压力是什么？它是身体对刺激的一种反应。这种刺激可能来自内部，比如突然想到忘记带作业去学校，也可能来自外部，比如一头扑来的狮子。当我们感受到压力时，人体的自主神经系统会触发"战斗或逃跑反应"——身体为迫近的危险做好准备：心率加快、每搏输出量增加、血压升高，血液从肠道流向肌肉，消化暂停。上述变化都是通过分泌各种应激激素引起的。一些应激激素是短效的，只在血液中停留几秒钟，另一些，如皮质醇，效果可持续数小时。人类适于应对压力，但不是今天许多人面临的慢性压力。这些压力，无论是内部的还是外来的，既无情又有害。不少人一直生活在压力之下。值得注意的是，尽管过去50年西方世界的物质财富稳步增长，但幸福感却没有同样地增强。控制压力水平的一种办法是内省，想想自己在某些问题上的错误和责任，或向亲友或心理治疗师寻求帮助。另一种办法是连续监测心率，现在有各种手环和传感设备可以跟踪心率，一天中心率持续偏高是压力的警示信号。

生气

生气一直与心血管疾病有关。我们看过那些暴怒的人大喊大叫，可很快就不出声，紧紧抓住胸口倒下的场景。这是18世纪对生气的生动描述。但这是真相还是传说呢？一个美国研究小组决定找出答案。他们采访心梗患者，了解他们在发病前正在做什么。研究发现，这不是传说，生气是一个独立的心梗风险因素。研究小组还评估了诱发因素。众所周知，生气会让心率加快和血压上升，但同时血液也会变得更黏稠，凝血功能变得更好。据推测，这可能是演化造成的：当史前人类真的生气时，会发生战斗，而更好的凝血功能对战斗的人而言是一个明显的优势。在当今社会，仍有许多人容易暴怒，但凝血更好却没有任何优势，反而只会增加心梗的风险。

偶尔生气很正常，但时常怒气冲冲却有害（对心脏和精神都不好）。和焦虑、抑郁一样，生气可以通过治疗或药物来缓解。

内疚和羞愧

绝大多数患者的冠状动脉疾病都是由生活方式引起或加剧的，

许多心梗患者会因此内疚，甚至羞愧。患者的处境或多或少是自己造成的，他们可能常年吸烟、超重、不运动或饮食不健康。常常，家人提醒甚至唠叨过，让他们改变生活方式，而他们没有听劝告，所以格外令人难过，所有事本来是"如果那样"或"如果不那样"做就能避免的。而且，自责时也许能找到一点点道理。不过得记住，羞愧于事无补。心脏绝不会因为你自己施加的压力而变好，这只会适得其反。我们无法改变已经发生的事情，最好的办法是原谅自己并向前看。如果是生活方式导致的心梗，那么许多事还是可以改变的，可以试着专注于这些事。身体具有惊人的自愈能力，几乎每个人都可以通过改变生活方式来改善心脏功能。

治疗

虽然陷入心理问题的人可能自己没有察觉，但焦虑障碍和抑郁障碍都可以治疗，所以诊断它们很重要。抑郁障碍和焦虑障碍能造成巨大的痛苦，而且抑郁症（重症抑郁）是一种死亡率很高的疾病。2018 年，瑞典有 1 268 人自杀身亡。因此，在你感觉难受时，一定要寻求帮助。抑郁症通常能找家庭医生治疗，可以从联系健康中心开始。另外，也可以要求转诊给心理治疗师，如果情况需要，还能请求紧急救助。治疗方法有几种：

心理治疗

有许多不同类的心理治疗，其中最具科学支持的是认知行为疗法（CBT）。研究表明，在线治疗和面对面治疗效果相似。

药物治疗

治疗焦虑障碍和抑郁障碍有多种药物。在瑞典，十分之一的成人在使用精神药物。假如你感觉难受，要知道这并不稀奇，有很多人都在使用药物治疗。

改变生活方式

- 锻炼。每周训练 3 次对于轻度抑郁障碍的治疗效果与药物相当。当然，如果你几乎无法下床，做到这点就很困难，这种情况下可以先按自己的节奏散步。这不是比赛，但所有的身体活动都比不动强。
- 睡眠。良好的睡眠要放在首位，下一章会有这方面的建议。
- 减少饮酒。酒精会导致抑郁，会降低许多抗抑郁药物的作用。饮酒时酒精是一种强效的抗焦虑药，但酒后数小时它会提高焦虑水平。

在第 7 章里有更多关于改变生活方式的内容。

比约　我最近一次胳膊疼是在早上遛狗的时候。我还是按计划开车去城里理发，途中觉得疲惫无力。当我到了停车场时，已经没有力气走路了，只能靠在停车场的路障上。一个工作人员按照"帮助老人"的原则来帮我。我扶着墙慢慢走了一会儿，到达理发店。我瘫坐在理发椅上，剪了往常的发型。出门后，我打算去附近的一家药店，但当路过一家健康中心时，让他们为我做了心电图。我全身都在冒冷汗，医生用救护车把我送到急救中心。在那里，他们发现我再次心梗，这已经是我第 4 次心梗了。

当担忧成为现实

比约是我们见过最聪明的人之一。他一生都在做会计师，把生活安排得井井有条。一个局外人可能会认为，一个心梗过 3 次的人应该会辨识症状，就算没剪头发，也不会拿自己的生命去冒险。然而，否认自己症状的现象相当普遍，类似比约的例子有很多。很多人要么对自己的症状轻描淡写，要么将其视为无关或无害的。也许他们不想给别人添麻烦，或者不想让家人担心。如果症状不明显，患者可能会在两次发病的间隙忘记疾病，继续日常生活。一部分人确实是出于无知而这样做的，确定症状是由心血管疾病引起的并不容易。另一部分人可能是讳疾忌医。不要在医生下结论前就感到恐惧。

延误检查是在用生命冒险。如果出现症状，接受检查才对你有益。假如结果是没病，你听到好消息，就不用胡思乱想。假如确实有冠状动脉疾病，那么可以立即开始治疗，这也是一种"收益"。

一种积极思维

没人愿意得心梗，可惜你无法选择。但是，对于如何应对心梗，你确实有选择的余地。有些人生来就积极乐观，而这种积极心态也是可以通过后天训练的。一个人可以学习让大脑在两种认知中选择更积极的那种。日常遇到不顺利或不确定的事时，便是不错的训练机会，即使是无关紧要的情形。比如刚刚错过了公交车，而下一班还有半个小时才来。当你骂完脏话后，试着放下消极的想法（我肯定迟到，这一整天都要毁了，怎么老这样），转而想一些积极的事（现在我可以步行，做点日常锻炼；这一周都没跟妈妈打电话，现在正好有时间打给她；现在我有半个小时的时间可以思考一下自己的目标）。即使是心梗也有积极的方面，试着发现并利用它们。

亚历山大·佩尔斯基在《不堪重负的心脏》中，明智地讲述了心梗的各种心理影响。他让一组心梗患者和他们的亲友列出心梗积极的方面，结果比预想的要多。例如，有更多的时间陪伴亲友，心梗是全家人开启健康生活的理由，也让大家意识到生命中最重要的是什么。

一个可行的建议是，试着把注意力集中在让你心存感激的事上。每周抽一天来列一个清单，列入清单的不必是大事，每周都写相同的事也行。关键是你要花几分钟来表达感激并专注于其中。例如，你可以感谢身边人，感谢猫，感谢美味的大黄派，感谢没有疼痛，感谢阳光明媚的天气。事情可大可小，全都取决于你。

心理学长期关注遭遇心理障碍的人，比如惊恐障碍和抑郁障碍患者。近年来，心理学家也注意到快乐的人，并试图找出他们的共同点。他们发现快乐的人并不比其他人更有钱、更健康、更漂亮、更虔诚，或者更少遭遇负面事件。但有一个确定的因素：快乐的人擅长社交。当然，这只是一种相关性，而不是因果关系（快乐的人更擅长社交，而不是因为社交而更快乐）。不过有很多证据表明，社交确实会让人身心更健康。

信任

安娜曾经历过几次心梗，第一次的过程惊心动魄，救护车直接把她送进了 PCI 手术室，医生立即用气球撑开堵塞区域，甚至跳过了急诊。然而，当她谈到那次经历时，语气却非常平静和镇定。

"我在救护车上很痛苦，但救护员既专业又冷静。他们给我用了止痛药，让我感觉好多了。当我被推进手术室时，一位护士说我很幸运，今天的外科医生技术精湛。我从来没有真正害怕过什么。"

"你有没有想过自己会死？"

"没有，从来没有。我被照顾得很好。"

信任是一种令人羡慕的品质。如果想传给自己的孩子一些品质，无疑应该是信任和乐观，它们比聪明、强壮或跑得快都更有价值。乐观的人更快乐、更少抑郁，甚至有研究显示乐观的人更长寿。这对忧郁的人来说不算安慰。在你被紧急送往医院做手术的情况下，感到恐惧相当正常，不过你该试着去信任那些治疗你的人，因为他们很专业。请记住，瑞典每年有超过 25 000 起心梗。因此，对于急诊科的医护人员来说，你的心梗很常见，他们熟悉救你的最佳方法。

宠物与玩耍

养狗的人比其他人更健康，平均而言，他们的血压和血脂较低。

拥有一只狗也与心梗后更高的生存率相关。部分是因为养狗的人平均比普通人运动更多，身体活动可以降低血压和心血管疾病的死亡率，狗是身体活动的促进因素。另外，有研究者认为，人与动物接触时的情感因素会影响人的自主神经系统，从而会让我们处在更平静的状态中，这进一步降低了血压，并使心律保持正常。那么可爱的猫和小兔又如何呢？科学界在这点上分歧较大，一些研究认为猫对主人的情绪影响能让心血管疾病风险降低，而另一些研究显示这种有益作用只发生在狗主人身上。

很少有东西能比玩耍对健康更有益。它具有抗抑郁、抗焦虑的作用，还能降低血压和压力水平，因此对心脏非常好。如果玩耍能做成药片，那将是一种神奇的心脏病药物，而且很昂贵。玩耍是免费的，但大部分人很少用它。

究竟什么算玩耍呢？仅供娱乐的游戏。它有许多积极的作用，比如增进家庭成员间的关系、改善身体健康状况，以及激发想象力，但这些都不是它的目的。玩耍本身没有负担，想想什么能让你放松和欢笑就行了。试试改变自己，在日常生活中寻找玩耍的机会。要多玩！

我们不是因为老了而停止玩耍，我们是因为停止玩耍才变老了。

—— 萧伯纳

小结 —— 心理

很多人在心梗后都会焦虑，这是对威胁的一种正常生理反应。大多数人的焦虑会随着时间缓解。

心血管疾病和抑郁之间有密切联系，这些联系可能既有生理上的，也有心理上的。

抑郁障碍是一种潜在的致命疾病，与心血管病的共病率很高。请对你和亲友的抑郁障碍症状保持警觉。

焦虑障碍和抑郁障碍均有有效的治疗方法，可以去当地医院寻求帮助，如果情况紧急，可以看急诊。

身体活动是一种抗抑郁剂，可以降低压力水平。

关心自己的睡眠，它至关重要，而且有多种功能。

高酒精摄入会导致抑郁。

对许多患者来说，心梗意味着生活方式的重大改变，有些改变是负面的，比如去医院就诊、检查和吃药，但不少患者也体验了积极的事物。试着找到这些积极的方面，并花些时间来感受。把接近自然、身体活动和玩耍作为首选。

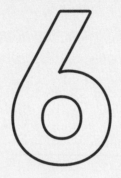

亲人与朋友

心梗是另一种潜在疾病的表现，
我害怕他的下一次心梗，
也怕自己心梗。

雅各布：

我在整个童年时代都想和哥哥一样：像他那样聪明和坚强，像他那样独立和体贴。每当有人问起时，我都会轻描淡写地谈我们之间的差异，我借他的衣服穿，偷他的说话方式，周六和他选同样的糖果（为了保护牙齿，瑞典的传统是只在周六给孩子吃糖果。——译者注）。他是我的灯塔，可是现在我却希望我们不一样：我的心脏和他的彻底不同，完全不会出现血管硬化和狭窄。

成年后我们的生活不同：我坚持锻炼，注重健康，吃我认为有营养的东西，断食，茹素。但我们同父母在那所早已拆除的房子里一起长大，呼吸着一样的空气，长得也像，有时连我俩的妻子都分辨不出我们的声音。那么我们冠状动脉的相似度有多高呢？我是那个两年、两个月或两天后就会心梗发作的人吗？

从某时起，我一直知道我和他都会心梗，或许是在20～25年后？当孩子们都长大离家，生活节奏缓下来的时候。但马丁踏上了一列过早开动的火车。在他生病期间，我其实不担心，我是医生，知道他的心梗比较轻微，心肌受损范围不大，对他未来的影响微乎其微。我害怕的是这列火车的目的地和速度。心梗是另一种潜在疾病的表现，我害怕他的下一次心梗，也怕自己心梗。

我问了一位好友的意见，他推荐了和我们同一家医院的心脏内科医生。他帮我们约了时间，在一次工作间隙，我去见了尼尔斯·维特医生。我穿着蓝色的手术服坐在他的诊室外面，看着那盏红色的接诊灯。接诊台的护士瞥了我一眼：我很惹眼，这让我有点紧张。不过与尼尔斯的会面很愉快。他像个壁球运动员，可以同时进行快慢两种思维。

我的问题是如何确认自己的心脏是否健康，但答案我早已知道：没有办法。生活和医学都无法保证心脏的健康，我们能依靠的只是概率和经过验证的科学，而对普通人进行动脉粥样硬化筛查还没有科学依据。尼尔斯仔细看了我的病史，询问了我父母的健康状况，以及我是否吸烟、喝酒、服用药物、锻炼，还有我的饮食等，很快他就知道了我的很多生活细节。然后他拿出一个闪亮的听诊器检查我的心脏，又为我量血压，结果有点高。我们看了我的血液检查结果，相当好。LDL 是 1.6 毫摩尔每升（药物治疗后的目标是低于 1.8 毫摩尔每升）。让我感到沉重的只是我的遗传因素和性别，它们都无法改变。我们讨论了我是否应该吃药，以及什么药合适。有三种备选方案：降低血压的 β 受体阻滞剂、抗凝血药阿司匹林、降胆固醇的他汀类药物。这三种都属于心血管疾病患者的标准鸡尾酒疗法，各有不同的优缺点。药物治疗将是终身的，所以做这个决定并不简单。每天 1~3 片，预计我再活 40 年，吃的药总量将十分惊人。尼尔斯说，现在医学界并没有明确的建议，而是以意见为主。鉴于我的病史和我的临界高血压，他认为应该做一个 CT 检查。

两周后就要做 CT，我安排好时间，既紧张又期待。我对检查有种没来由的担心，但最担心的是检查结果。我的心脏会不会已经是座残破的房子？我越想越远：自己可能不会出院，而是直接被送到卡罗林斯卡医院做紧急搭桥手术。为了图像的清晰度和更低的辐射剂量，我的心率要低，最好降到每分钟 50 次，而我现在的心率接近 90。于是我吃了一片 β 受体阻滞剂，让心平静下来，等在一间没有窗户的小房间里。房间很冷，也没有可以分散注意力的东西，我后悔没带本书来。我的思绪乱跑，就像拴着绳子的宠物狗一般，我反复把它拉回平静。一切都会没问题的，不要描绘恐怖场景，不要预想坏消息。一方面，我知道什么是危险的；另一方面，我清楚表面的健康下可能藏着重病。我会是哪一种呢？我的前臂被插入一根滴注针，我拼命控制思绪，渐渐感到药物引起的眩晕，耳朵也有点听不清，开始平静下来。轮到我了，我进入CT仪，身体连上心脏监测仪，躺在一张白色的床上，它看上去像麦当劳的餐桌一样简陋。有根软管接上我的滴注针，医护人员又给我注射了一剂 β 受体阻滞剂，之后检查便开始了。没什么感觉，我努力保持平静，幻想着别的东西：哥特兰岛的岩石海滩、新下的雪、周日早晨儿子头发的味道。"现在注射造影剂。"我听到扬声器传来的声音，身旁的泵发出轻微的咔嗒声。体内变得很暖和，就像我刚喝下了一碗热汤，很奇怪，但没有不舒服，这种感觉一瞬而过。CT仪嗡嗡作响，检查一会儿就结束了。"感谢使用，你会从医生那里得到结果。"机器的声音相当空洞。

不到一星期结果就出来了，我的冠状动脉差不多是健康的，里面有一个小的斑块，但不影响血流。我应该高兴，也确实如此。同时，我比大多数人都更清楚，X射线检查只能看到现实的阴影，冠状动脉的病变完全有可能不会显示出来。这就是筛查的严重缺陷：无法让人放心。对于焦虑的人来说，总想做更多检查和测试。这种想法会持续一段时间。我哥哥有一次心梗，将来我可能也会发作。我没有开始吃药，但增加了有氧运动，对饮食的考虑也更多了。我基本上接受了现实，但说起来容易做起来难。

对我们帮助最大的，并不是朋友的帮助，而是对得到他们帮助的信念。

—— 爱比克泰德

亲人与朋友

人类是社会动物，大多数人都喜欢与他人相处，至少有些时候如此。群体不一定是核心家庭，还可以有多种形式。如何构建群体就留给学者探讨了，我们只是简单概括：最关键的是感觉到自己属于一个群体，里面有关心我们的人和我们关心的人。群体的意义有很多，尤其对心脏健康很重要。研究表明，缺乏社交的人，心搏骤停的风险要高得多。

由于我们处在人际网络里，所以一个人生病影响的人很多。有时人们会说，当一个成员生病时，整个群体都会生病。一个家庭或一个社会群体的运转需要平衡，而心梗之类的重病会破坏这种平衡。心梗会让家庭成员产生一系列情绪反应：从担心、生气到无助、悲伤。除了情感外，它还会对家庭产生一系列现实影响，从早上谁来遛狗到家庭的经济收入等。这些影响基本上都是负面的。它们会激化一些家庭中还未解决的冲突，比如子女已经唠叨了很久让母亲戒烟。在另一些家庭中，成员开始担心自己的健康，变得焦虑或抑郁。

这种情况无解，担心也算是亲近的代价。信息和参与感有助于对抗焦虑。患者并不是没有舵的船，在医疗系统中反复折腾。有一些针对患者及其亲属的活动，比如前面提到的心脏学校（见100页）。

患者亲友能做什么？

心梗患者会给伴侣带来压力，研究表明患者家人往往会出现应激和抑郁症状。美国的一项研究采访了400多对情侣，每对都有一方得过心梗。研究发现患者伴侣的压力水平明显高于患者本人，同时也有更多的抑郁症状。研究还发现，患上心梗的一方比伴侣更能控制情绪。

该研究还表明，生活在良好和坦诚的沟通关系中的患者，其再次入院的概率明显低于缺乏这种关系的患者，而那些独居和缺乏社交网络的患者再次心梗和过早死亡的风险明显更高。这说明社会关系对我们有保护作用。

患者的朋友能做什么？许多得了重病的人发现自己身边变得一片沉默，朋友不想打扰或介入，这可能让患者处于可怕的孤独中。而朋友也很难找到合适的话，不知道该说什么或做什么。

比吉塔　我和父亲坐在医生办公室里，与一周后搭桥手术中照看他的麻醉师谈话。她比我大几岁，为人镇定，经验丰富。她问了父亲很多问题：是否吸烟，是否有胃食管反流等。她最关心父亲的活动量：你走楼梯吗？会拎着购物袋走回家吗？我没有考虑过父亲的体能状况，他不爱运动，去逛街宁愿开车而不是走路，所以他和我都不知道他的体能如何。麻醉师又问父亲以前有没有做过手术。"有，1965 年在马尔默做的腹股沟疝修补术。"父亲的口气有一点点自豪。

麻醉师苦笑了一下说："这次是完全不同的手术。"接着她开始解释手术过程。我的眼睛交替看着她和父亲，他缩进了椅子里。这可能是我记忆中第一次看到他害怕。麻醉师没有任何保留和委婉，像周一就要切开父亲胸口的手术刀一样冰冷而直接。她说当天早上会在手术室给他实施麻醉，他很快就会睡着，不会记住什么，直到在重症监护室醒来。他的胸口会留下一道疤痕，冠状动脉的主血管会被植入几根软管。他们还要在他的心脏上放两个电极，电线放在手术的伤口外面，这样他们可以在术后需要时对心脏进行电击。她说他会非常疲倦，就像是坐了太久的公交车。他可能还会疼痛和恶心。如果出现这些情况应及时通知她，她会给他使用药物缓解。"术后我们能去看他吗？"我问道，主要是为了转移话题，也提醒父亲，在一切都过去后，他会回到正常生活，他和我们都还在。麻醉师说，通常术后直接探访不好，患者无暇分心。她不冷不热，很实在。

最麻烦的是，父亲觉得自己没病。我以为他的心梗很轻微，心绞痛也不严重，没有对他的生活造成很大不便，最多就是走上坡路时，他要停下来歇几次。如果他是因为承受了极大的痛苦而必须做手术，像腰椎间盘突出患者那样，或许会更容易做好心理准备。腰椎间盘突出患者一样怕做手术，但手术是他们摆脱痛苦的希望。但父亲术后能摆脱什么呢？他做搭桥手术让人觉得大惊小怪，而且要冒着死亡的风险，麻醉师说大约每一百个患者中就有两个无法走出医院。可是医生很清楚，父亲得做这个手术。他们说他所有的冠状动脉都狭窄，已经不能靠PCI 或药物康复了。

> 麻醉师安慰我们，许多做手术的人都比父亲年纪更大、病情更严重，她认为一切都会顺利。但谁不想这样呢？一切都会顺利的。

患者的朋友能做什么：

- 保持联系。发短信或写信给朋友，让他／她知道永远可以找你帮忙，你一直惦记着他／她。
- 主动帮忙。想想什么能让朋友生活更便利或让他／她更快乐，比如一起去购物或一起遛狗。提出具体的建议比"如果有什么我能做的，请告诉我"要好得多。
- 带或发一些娱乐的东西给朋友。比如你觉得他／她会喜欢的有趣视频链接或一本好玩的杂志。
- 探望朋友。提出时间并问下是否方便。不需要在那里待很久，重要的是你去了。
- 计划一项活动。根据朋友的身体状况，你可以提议一次短途散步、看场电影，或者任何你认为他／她喜欢的事。不需要很完美的活动，如果朋友觉得没兴趣或不便参加，就会直接说出来。

患者的亲人改变生活方式

改变生活方式不易，也不会因为年龄增长或心梗而变得容易。人类是习惯性动物，不愿意改变。如果人们一起改变，则会容易得多。因此，如果患者的亲人试着与患者一起改变生活方式，那么结果会好得多。例如，把看电视换成傍晚散步，把白面土司换成全麦面包，把香烟换成其他东西。毕竟，你们一起做的改变对你也大有裨益，可以减轻体重、降低血压，从而减少你的患病风险。找出一些你做得到并且想要实现的改变。

一种方法是定一个可量化的目标，即能用时间、重量或尺寸衡量的，而且最好是你们的共同目标。比如"到明年，我们各自的腰围都减 10 厘米"。如何才能实现呢？那就是把一个目标分解成多个子目标，使其易于执行。一年减 10 厘米就是一个月减将近 1 厘米。下一步是要怎么做来实现这个目标。可以调整饮食，比如咖啡不加糖或戒掉甜点。有些人比其他人活得更卖力，这确实不公平，但这就是生活，我们只能接受。另一个建议是跟踪更多的参数，你会发现，当一样东西改善时，其他好事往往也会随之而来。腰围减小的人往往血压和血糖也会下降，从而降低心梗的风险。

筛查"健康"心脏

假如人类的心脏真像书中常被比作的汽车发动机那样，就很有意思了。你约好时间，把车开进维修厂，技师接手维修，先用电脑诊断程序检查，再和你讨论需要修哪里以及什么时候修。比如"再跑 3 000 千米就该换机油和刹车片了"。过程中会有意外和错误，比如凸轮皮带换得太早了，但定期检修的理念是防患于未然。

尽早发现健康问题不算新观念，一些疾病的早期诊断对生存至关重要。比如结肠癌这种常见的癌症，早期发现和治疗的预后良好，5 年生存率高达 90%。如果到晚期癌症扩散了才被发现，5 年生存率仅有 15%。

筛查的困难是有很多不确定性，包括医生不确定如何处置发现的问题。我们明白尽早发现疾病的重要性，筛查在这方面的作用显著。一个明确的例子是高血压，它会增加心梗和中风所致过早死亡的风险。测量血压既简单又无风险，如果发现有高血压，开始治疗很容易，效果也很好。之后患者可以监测自己的血压来评估治疗的作用，从而减少过早死亡的风险。因此，我们应该筛查高血压，糖尿病也是如此。

最有效的治疗还是改变生活方式，它可以降低很多疾病的风险。因此，如果查出你有动脉粥样硬化的征兆，并不要紧。关键是你有多大的动力以及有多少条件来改变生活方式。有些改变比其他的更有效，但每种改变都重要，你可以选择那些适合自己的。

选择本书，说明你关心心脏健康，否则你可能会选择烹饪书或侦探小说。

遗传因素

双胞胎研究表明，心梗导致的死亡中，遗传因素占38%～57%。数据来自一项研究，它通过瑞典心血管疾病登记处对超过2万名双胞胎进行了36年的跟踪调查。遗传因素的作用确实很强，不过也要注意36年前的心梗治疗与今天的相去甚远。再过36年，医疗条件可能会好更多。

我们的命运不完全由基因决定。我们从父母那里分别得到一组基因，但基因在人的一生中并非恒定。相反，你可以把它们看成带开关的小灯，根据我们所处的环境，尤其是我们自己选择的环境，不同的基因会打开或关闭。有大量研究显示了积极和健康的生活方式如何开启和关闭一些基因。尽管你不能改变自己的遗传图谱，但可以改变你在图谱上选择的路线。

学习 CPR，成为救护员

你可以采取行动改变结果——学习 CPR 以救助昏迷的人。掌握 CPR 可以挽救朋友、同事、亲人的生命。它被强烈推荐，只需要几小时就能学会。大多数心脏骤停都发生在家中，所以你掌握的技术最有可能拯救你身边的人。

在网上可以找到你附近提供此类培训的机构，它们还会提供学习材料、相关知识和在线教程。你也可以与同事或运动俱乐部的伙伴在公司或俱乐部一起培训。

瑞典每年大约发生 5 500 例院外心搏骤停，只有 600 人幸存。根据瑞典心肺协会的解释，如果立即开始 CPR，并在 3 分钟内使用除颤器，可以多挽救 70% 的人。参加 CPR 培训的另一个理由是可以练习按压胸部的感觉，并体会做 CPR 对体力的要求，尽管在练习期间没有抢救生命的压力。有节奏地按压胸部，每分钟约 100 次。为了保持正确的节奏，可以配上比吉斯的名曲 Stayin' Alive。

斯特兰德马克夫妇曾办过多次 CPR 培训课。卡米拉·斯特兰德马克是一名麻醉护士，也曾在 SOS 警报公司工作过。拉斯穆斯·斯特兰德马克做过消防员和护士，现在是一名急诊科医生。他们都有多次实施 CPR 的真实经验，并尽力让课程学员为实操做好准备。

一个常见的问题是接受 CPR 的人是否会痛。当一个人心搏骤停时，血压会立即下降，大脑供氧停止，在几秒内就会失去意识，因此被救者在按压过程中不会感觉到痛。如果被救者恢复了正常的心律，通常就会苏醒，但醒得很慢。心搏骤停幸存者常常会发生肋骨骨折和疼痛，但这是之后的问题。

卡米拉·斯特兰德马克，麻醉护士；拉斯穆斯·斯特兰德马克，急诊科医生　差不多人人都以为那么深地按压胸部很危险，并害怕自己会弄伤什么地方。一些瘦小无力的人几乎无法使出足够的力量，而有些人则做过头，对胸部施加了过大的压力。所以掌握按压深度常常有点难度。

作为培训师，表现活跃和积极会增添培训的趣味。我们常鼓励学员在电话中大声喊 SOS，然后我们像在 SOS 警报公司工作时那样回答"SOS 112，发生了什么?"，接着问"你的位置在哪?"，这样能给培训加点料。学员会被调动起来，因为来培训的人一般没用过求救电话。随后我们会简单介绍一下，让他们知道真实的求救电话是什么样的。

作为培训师，要展示操作细节，让学员想象真实的场景，这样他们就会有临场感。另外，我们往往会让学员持续练习按压，直到他们显出疲态，接着指出他们才做了两三分钟。救护车平均需要 14 分钟到达，按压的过程相当漫长。

小结 —— 亲人和朋友

心梗不仅影响患者，也会影响他们的亲友。心梗会给患者亲友造成焦虑和担忧，他们也需要帮助和信息。

在进行心脏检查之前，特别是如果你没有任何症状的话，请与医生商讨检查的目的和各种检查结果的意义。筛查心梗的风险因素，比如糖尿病、房颤和高血压，是非常有用的。

如果有亲友是心梗患者，那么你应该：保持联系、提供帮助、前去探望、带去娱乐的东西，还可以计划一项活动。

改变生活方式是心梗治疗的一个重要组成部分，但它很困难。假如患者和家人一起改变，就会容易得多。你们可以互相帮助，一起制定共同目标。

参加 CPR 培训课程。如果上次培训过去很久了，可以去复习一下。如果你有家人没有参加过培训，请善意地提醒他们，没准有天他们能救你的命。

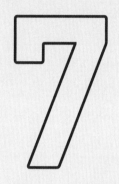

改变生活方式

那么如何改变要紧的行为呢？
就像耐克的广告语："Just do it"，
这听起来太酷了。

马丁：

我嘴里有股血腥味，脑袋里的血管在跳，呼吸急促。健身单车上的红色数字显示心率为193。我44岁，这个心率明显高了，尤其我还吃了50毫克β受体阻滞剂，它会减慢心跳，真正的心率可能过200了。我的物理治疗师安娜·卡琳却一脸平静，她优秀、聪明、耐心，还充满自信。

"什么感觉？"她问道。

我只能点头回应，因为我喘不过气来，没法说话。处在高心率时，汗水倾泻而出，感觉很费力，思绪回到要做冠状动脉造影检查的前夜。当我看到自己躺在病床上的画面时，动力便增加了，继续蹬着踏板。

"还有30秒。"安娜·卡琳说。

我想象着锻炼有助于冠状动脉周围长出新的小血管。身体会自我修复，正如电影《侏罗纪公园》中的那句台词："生命总会找到出路。"

经过休息、放松和随后的力量训练，这次物理治疗结束了。我精疲力竭，但同时感觉解脱了，心脏通过了负荷试验，被证明是合格的，焦虑顿消。

"改变生活方式"，医护人员反复强调。也就是说，除了吃药之外，还应该：戒烟、少喝酒、减重、健康饮食、多运动、减压。

我不需要剧烈转变。我从不吸烟，也不怎么喝酒，吃得健康，身材苗条。我应该改变什么呢？导致我心梗的基因是很难改变的，科学还没有破解这个难题。剩下的就是"生活方式改变"，在有问题的地方做改变，即使凭直觉感到这很难。在心梗几个星期后，我开始做改变。

心脏里的那根支架位置固定不变，我吃的药也不用变——是心梗患者的标准配方，会一直吃下去。不过我可以改变饮食和锻炼方式，还有放松和休息。

在心梗的两周后，我见了物理治疗师安娜·卡琳，我喜欢叫她私人教练。她擅长心梗患者的康复训练。第一次见面时，我们聊了一会儿，她告诉我应该如何安排训练和设定合适的目标。"会用大量时间来骑健身单车。"安娜·卡琳对间歇性训练很有信心。我开始的骑车目标功率是230瓦，尽管骑的时候心率高到令人不安，但我仍信任她，她的客户从没在训练中心梗过，我应该不会成为第一个。我认为应该信赖专业的人。

我从不规律锻炼，也没有锻炼的"渴望"。当然，我的锻炼时断时续，缺乏计划。除了短时间的运动和偶尔几次训练之外，我从未体验到快乐。相反，我觉得去健身房很无聊，能在固定时间运动是一种特权。

改变行为很难，特别是长期的行为。我需要一个计划：定好改变行为的时间表，迫使自己在日常生活中为新行为腾出空间。毅力和积累会带来变化，不过这需要时间和耐心。

丹麦前首相安德斯·福格·拉斯穆森在采访中说，他会在繁忙的日程中挤出时间来做运动，并称之为"每周最重要的会议"。我想这正是诀窍，把运动作为重要的事来安排时间。

相比其他治疗，锻炼对心梗患者更重要。因此，它应该被优先安排，我自己每周安排了 3 次物理治疗时间：周一、周三和周五的上午。

有研究表明，生活方式的变化最好直接开始，而不是慢慢渗入。同样，变化不要太剧烈，要能长期坚持，否则它们很容易变成无疾而终的新年愿望。

我的同事阿里·拉希德在英国当医生，他让我冷静。"心率不要超过 180，你不需要向谁证明什么。"他说。还有研究表明，最大限度地提高心率并不一定对健康更好。有规律的锻炼意义更大，每周至少 3 次，每次 40 分钟，心率达到一定高度，再出点汗。

我坐在餐厅的露台看着外面的水面。我特地比约定的时间提前几分钟到，等待几个要好的朋友。心梗发作已经过去两个多星期，可我还是有些虚弱。餐厅里的背景音乐让我有点烦，不过好天气消解了坏情绪。我看着菜单，应该点什么呢？不能吃红肉，沙拉又吃不饱。我对食物一向了解不多，于是打电话给家里的美食家索菲亚，我们一起看了菜单。她指点我选好菜，一道鱼：水煮三文鱼配土豆。

我应该吃什么？这个问题不断出现。当前的研究没有提供明确的答案，要想在饮食上找到方向并不容易。大量的理论和专家提出的各种建议，有时甚至是完全矛盾的。可能不同的人需要不同的饮食，甚至同一个人的饮食也要根据睡眠状况、运动量来变化，尤其要考虑饮食蛋白质的类型。野生三文鱼和蛋白质胶囊肯定有区别，后者的蛋白质来自猪皮中的胶原蛋白。因此，我得尽量吃"天然食物"，我脑子里的清单是石器时代人类的食物。我和雅各布就饮食聊了很多，他耐心地解释，我爱喝的并以为有营养的思慕雪才是真正的糖衣炮弹。鲜榨果汁为什么不健康呢？本杰明，我俩那位热衷节食的弟弟，让我比较果汁和可口可乐的含糖量——后者确实更少。于是我开始搜寻尽可能不含糖、饱和脂肪和反式脂肪的食物。结果就是要吃大量蔬菜，从不吃加工肉类到所有红肉都不吃，最后变成吃鱼素。吃一点奶酪，早餐吃燕麦片配甜菜汁。午餐和晚餐常是鱼类和大份沙拉（我不记得在心梗之前点过），还有蔬菜。为了不饿肚子——低脂肪意味着饥饿感来得更快——我不时吃点小食，如低脂肪配料的脆饼三明治。美味的素食如此之多让我惊叹，而且新的饮食适应起来也相当容易。我一点也不想念肉和甜食。我的饮食不走极端，如果有人请客，主人忘记我是鱼素者的话，我也可以吃肉。如果我们去某个地方旅行，当地的特色菜有肉，我也会吃。人还是得享受生活呀。

我花了一段时间才适应不喝咖啡。以前我经常在早上喝杯咖啡，它是开启一天的晨间饮料，像我叔叔说的，它会在"心脏上踢一脚"，而我现在正要避免这一脚。相反，雅克布坚定地认为每天一杯咖啡无害，有项大型研究表明，喝咖啡的人心梗风险更低。可我认为自己吃的所有药物都在让心脏放松、适度工作和愈合，而一杯意式浓缩咖啡可能会让心脏跳得像大锤在砸。

我也确实遇到过心悸，因此我想尽量减少这种不适。无论理性与否，我还是对吃进肚子里的东西越来越小心，身体变得脆弱，它对食物很敏感。我适应了新的饮食习惯，以至于吃薯条或冰激凌都变得陌生了。这类食物对我来说没有任何诱惑，尽管我知道偶尔吃一次没有危险。同时，我觉得"不再做某事"或"坚持做某事"并不算太难。现在我吃得像个苦行僧，即使我知道许多医生对食物的态度更为宽松。我跟进新的科学研究，开始每天早上喝一杯甜菜汁。我看过的一项研究说甜菜中的硝酸盐可以软化冠状动脉和降血压。

当我被送进心脏重症监护室时，心脏内科医生戈兰问我是否有"日程安排的空档"，那时我没有。但现在我有，或者说，这是一种能力和想法的结合。我在许多方面享有特权，但同时也负有很多责任。过去，我常搭第一班飞机出门和最后一班飞机回家，旅途排满了会议。现在我不再那样做了，出差的方式变了，为锻炼留出时间，还减少了工作量。

我现在的做事效率确实不比以前，但我对选择要做的事更在行了。工作成果肯定有差异，比我预期的小。就这样吧，当我解释了自己的状况后，同事和客户都很理解。

但我无法完全改变工作的方式，因为我闲不住，总希望业务能有进展。缺乏耐心是我的性格，刻在骨子里。性格很难改变，我确实也不想变。我一直满意自己的前瞻思维。但现在，正如我告诫小儿子没必要"一切都立即行动"，我会提前安排好锻炼时间，日程里也留了空档。

那么如何改变要紧的行为呢？就像耐克的广告语："Just do it"，这听起来太酷了。

日常生活中有压力吗？在日程安排中留出空档也适用于工作之外的事，特别是有了小孩以后。不要把社交活动排得那么密，要多休息。我会先躺几分钟，再读会儿书、听几段播客或追会儿剧。在家庭生活里，我们只是坚持"一天出门散步一次"。

做事的规律性非常重要，至少对我来说是这样。在改变生活方式的过程中，我的自我意象也变了。我现在是"爱锻炼的人"，而且努力坚持，不再随便吃东西，尽量在日常生活中做健康的选择。比如，我不再坐电梯，而是走楼梯。这是个很小的行动，但它提醒我要活得健康。而且因为我已经做了决定，所以不必日复一日地考虑它。这就像刷牙一样，不管是否喜欢，你每天都会刷两次牙，你只刷就行了。

语言即行动，行动即习惯。

—— 圣雄甘地

改变人们的生活方式

欧洲心脏病学会最近的年度新闻不是新药或新的手术方法，而是一次轻快的散步。一项研究调查了对降低心梗风险最有效的因素，有一个发现很突出：戒烟和身体活动同样有效。

一般来说，人们很相信药物，而对改变生活方式信心不足。吃一颗白色小药片也比去散步简单得多。但是，改变饮食、养成锻炼和其他习惯，可以显著降低心梗风险。这些改变还能降低患糖尿病、几种癌症、痴呆症和抑郁症的风险。

这章将从食物、压力、身体活动和吸烟等方面来讨论生活方式的改变。让我们从最棘手的开始：食物。

食 物

媒体的头条往往出现"革命性的"饮食法，要么为了减重，要么为了预防各种疾病，但实际上事情远非那么简单。

几十年前我们就已经将人类送上月球，但科学家对宇航员早餐吃什么最好仍然存在分歧：炒蛋还是燕麦粥？不过我们能确定吃什么有害。有很多科学证据支持应避开添加糖、盐、加工肉类和大量酒精。

饮食方式完全相反的情况并不少见，例如纯素食和纯肉饮食，双方都能拿出研究来捍卫自己的立场。对饮食进行科学研究相当困难，原因之一是没法控制人们吃什么。另外，有短期效果的东西，长期未必有效。也许在从一种饮食方式转换到另一种的初期会有真正的效果，一旦身体习惯了新的饮食方式，之前的效果或许会消失？

为什么食物的作用难以弄清？

你昨天吃了什么？大多数人都能记起过去 24 小时吃的东西。但是，如果让某人估计一下餐盘里各类食物的多少，那就很难了。举个简单的例子，假设你只吃了一根香肠和三个土豆——世界上有 4 000 多种不同的土豆，即使最常见的品种，大小也不尽相同——土豆含有 80% 的水分，但也含有多种营养物质，如纤维、蛋白质、钙、钾和维生素 C。种植土豆的土壤、运输和存储土豆的方式都会影响其营养物质的含量。如何烹饪土豆也有影响，包括烹饪时间和加盐的多少，这时土豆还没进到你的嘴里。入口后，咀嚼的程度、吃的快慢、搭配的其他食物、用餐的顺序等因素也有重要影响。人的肠道菌群平均超过 1 千克，处理你吃下的食物离不开它们，而且它们处在变化中，昨天和前天吃的食物会改变肠道菌群，进而影响你今天对土豆的吸收。尽管如此，分析土豆还算简单。让我们来看看香肠的情况，由于香肠大都是由肉和各种添加剂做的，因此分析它们的营养要比分析土豆的复杂得多。肉的种类当然很重要，但牲畜的饲养状况也很重要。一头自然散养、食物丰富的猪，比起一头工业化饲养、没有活动空间的猪，肉的品质差别很大。香肠的质地、储存方式和使用的黏合剂都对营养有影响，它不仅仅是肉。影响我们摄入土豆营养的其他因素，比如咀嚼方式和肠道菌群，也同样会发挥作用。

现在有许多营养饮食流派，它们之间主要的分歧是对碳水化合物和脂肪的态度（几乎所有的流派都认为蛋白质无害）。一派主张从蔬菜和全谷物中摄入丰富的碳水化合物，少吃或完全不吃红肉，多吃鱼，这派包括地中海饮食、得舒饮食和饮食金字塔。另一派认为应该减少摄入碳水化合物，尤其是糖，这样可以减少患动脉粥样硬化的可能性，这派包括低糖饮食、阿特金斯饮食和旧石器时代饮食。许多研究比较了不同的饮食法，主要关注它们对减重和血脂的影响。

此外，不同的人会有不同的"理想饮食方式"，这让问题变得更复杂。按照生活的地方和成长的环境，可能人体的系统在进化过程中适应了不同的饮食结构。在人生的不同阶段，你有不同的需求，饮食也是如此，15岁和75岁吃的东西当然不一样，运动量大的人吃得跟其他人也不一样。

如何吃出健康的心脏？

吃饭必不可少，食物也能带来快乐和陪伴。一种方法是从你喜欢的食物开始，试着把它们做得更健康——减少糖、反式脂肪和盐的用量。许多专家主张，我们不应该只看碳水化合物或脂肪含量，而应该关注食物的类型。比起吃多少克碳水和摄入多少纤维这样的建议，推荐吃西兰花和甜菜更可取。

研究人员找到了五个蓝域，这些地方的人口寿命明显长于其他地方。例如，意大利的撒丁岛是世界上百岁老人最集中的地方，这可能是由于遗传因素（当地34%的男性携带与长寿相关的M26基因），同时蔬菜丰富的地中海饮食和大量运动也发挥了关键作用。撒丁岛的男性若是牧羊人或有女儿，便会有更高的预期寿命。除了牧羊人常吃酸奶和有女儿的照护外，这里的居民与压力巨大、乘坐通勤火车的瑞典中产阶层之间还有许多其他差别。

我们询问了瑞典这方面的著名专家麦-里斯·海伦纽斯，她是卡罗林斯卡医学院的全科医学教授，专门研究心血管疾病的预防。

麦-里斯·海伦纽斯，教授、主任医师 近年来，饮食的知识库迅速扩充，而且结果的一致性很高。我们现在对不同饮食背后的生物力学机制有了更多的了解。人类是杂食动物，我们新设计的饮食金字塔正反映了这一点，它的意义重大。

虽然不是人人都同意她的观点，不过看看美国食品药品监督管理局、世界卫生组织、美国心脏协会这些权威机构的研究报告，它们的结论非常相似，都推荐地中海饮食或类似的饮食法。这是地中海地区的传统饮食方式，以蔬菜、豆类、水果、植物油、瘦肉和鱼类为主，适量饮用葡萄酒。

美国的统计学很发达，感兴趣的人能够轻松找到各种数据，包括医院的。克利夫兰诊所被《美国新闻与世界报道》评为2018~2019 年度美国最佳心脏内科和心脏外科。

克利夫兰诊所对心脏病患者的建议，也是包含大量全谷物、蔬菜、鱼类和多不饱和脂肪酸来源的饮食。他们建议在日常不吃甜食，食用低脂乳制品，食物的颜色越多越好，以获得更全面的营养。多吃纤维可以降低血糖和胆固醇，大多数人都没有达到他们推荐的每日纤维摄入量（25 克以上）。克利夫兰诊所认为，应该把红肉的摄入量减少到每周一餐，可以用植物蛋白、鱼类和白肉来替代红肉。

美国国家心肺和血液研究所设计了一种特殊的饮食法 —— 得舒饮食，以降低血压和减少心血管疾病的风险。研究已证明，这种饮食最多可让血压降低 11 毫米汞柱。

克利夫兰诊所的饮食建议：

- 选择不同颜色的蔬菜以保证饮食的多样性。想象你的餐盘是一道彩虹，里面有胡萝卜、彩椒、番茄、芹菜、生菜、草莓、覆盆子、桃、李、猕猴桃和香蕉等。
- 选择富含 ω-3 脂肪酸的食物：多脂鱼，如鲭鱼、鲑鱼和鲱鱼；大豆、菜籽油和核桃。
- 多吃富含纤维的食物，如燕麦片、豆类、小扁豆和水果（大多数水果都富含纤维）；用全谷物面取代精制面，将白米改为糙米。
- 将部分红肉和香肠等肉制品改成素食替代品。

什么应该少吃？

对该少吃或不吃的东西，我们有十足把握。如果你忍不住吃有害的食物，那就已经错很多了。下面有一些具体的建议供参考。

少吃盐

降低血压最简单的方法之一就是少吃盐。普通食盐由钠离子和氯离子组成，正是钠离子通过多种机制升高了血压。

瑞典人均每天摄入 4～5 克钠（10～12 克盐），WHO 建议将钠的摄入量减少到每天 2.3 克。钠对人体很重要，但成年人每天最低只需要约 0.6 克盐，无论吃什么都能达到这一标准。

差不多人人都应该减少盐的摄入量，以降低血压，尤其要注意加工食品和预制食品的含盐量。

一个麦当劳巨无霸汉堡含有 1.3 克钠，超过了每日推荐摄入量的一半。

盐是百味之首，如果你觉得减盐困难，可以试试用胡椒、香草和其他香料来给食物调味。

远离反式脂肪

反式脂肪是部分氢化的不饱和脂肪酸，在乳制品和肉类中天然存在，但含量极低。对食品加工业来说，人造反式脂肪有很多优点：它能提升食品质感，让味道保持更久，延长保质期。它对食品生产者有益，对食用者却有害。反式脂肪会增加 LDL，减少 HDL，与心血管疾病风险的增加有相关性。现在鲜有人为反式脂肪做辩解，所以要远离它们。有些国家已经禁止在食品中使用工业生产的反式脂肪，它的用量也急剧下降，这是件好事。根据瑞典国家食品管理局的数据，瑞典人吃下的反式脂肪主要是肉类和乳制品中天然存在的。

适量饮酒

媒体经常报道酒精对人体的影响，有的声称少量饮酒能降低血压，这种说法部分正确。其效果约为 4 毫米汞柱，看起来很小，但收缩压每增加 20 毫米汞柱，死于心血管疾病的风险就会翻倍。

毋庸置疑，摄入大量酒精对身体有许多害处。因此不建议靠饮酒保护心脏，即使要喝，也应该将酒精量控制在每周 100 克内，相当于 8 杯 150 毫升的葡萄酒。

注意咖啡摄入量

咖啡，尤其是咖啡因，对身体有多种作用——有好有坏，具体取决于你的基因和摄入量。一些研究发现喝咖啡与降低心脏衰竭、痴呆症和结肠癌的风险有相关性。还有一种习惯效应：新手与老手喝下一杯咖啡后的效果也不同。由于个体的耐受性差异很大，因此很难确定多少咖啡是安全的、多少是有害的。美国食品药品监督管理局没有推荐咖啡因的最大摄入量（孕妇除外，她们每天的咖啡因摄入量不应超过 300 毫克）。

想喝热饮时用茶代替咖啡可以降低咖啡因摄入量。普通红茶的咖啡因含量约为咖啡的一半，绿茶的含量更低，而博士茶和花草茶都不含咖啡因。还要记住，能量饮料和许多软饮料含有大量咖啡因！

减糖

我们天生就喜欢糖，它带给人一种幸福和愉悦的感觉，还能使人平静、缓解焦虑，甚至减轻疼痛。纯糖在自然界中很罕见，史前人类幸运地发现了水果和蜂蜜，不过大部分时间他们吃的都是不加糖的食物。但现在却不同，1822年，美国人平均需要5天时间才能消耗掉一瓶含糖汽水中的糖分，今天的人7小时就能消耗掉。糖的摄入量惊人地增加，但我们的心脏和血管并没有准备好。这个调味品已经成为一种主食，心血管疾病因此骤增。人类吃这么多糖的原因很简单：我们认为它好，所以加在食物中，而且糖变得很廉价。

在2014年发表的一篇研究报告中，几位美国研究者比较了不同人群的糖摄入量与心梗风险。糖摄入量占摄入总热量17%～21%的人，心梗风险比糖摄入量占8%或更低的人高38%。

糖影响多个器官。多吃糖会导致血压升高、炎症、体重增加、糖尿病和脂肪肝，而这些都会增加心梗和中风的风险。人体并不适应我们吃进大量糖。

与其他营养物质不同，糖有害是没有争议的。有些营养学家提倡高动物蛋白饮食（阿特金斯饮食、斯卡斯代尔饮食、生酮饮食），另一些提倡素食、地中海饮食，但没有任何理智的人提倡高糖饮食。因此，减糖符合所有营养学派的建议，这也是所有专家罕见一致的观点。糖的含量会标在食物营养成分表上，查看你的糖摄入量很方便。

对于加工食品和预制食品也要留意，它们往往有大量"隐性糖"。

膳食补充剂

有史以来，人类就服用天然补充剂来减轻不适或提升状态。今天，膳食补充剂产业已经价值数十亿美元，许多人定期服用某种补充剂。有的补充剂或许有正面作用，但大多数都是完全无效的，甚至有的还有负面作用。一家研究机构的综述显示，每天吃维生素片的人的死亡率比不吃的人更高。市场上有许多针对心血管疾病患者的补充剂，但请记住，对补充剂的监管要比药物松得多。批准一种药物上市，需要耗费大量的时间进行检测和试验，成本极高。不难想象补充剂是未经验证的候选药物藏身的地方。而正因为心血管疾病的患者如此之多，尤其是在最发达的国家，所以大量资源都投入进来。一种真正能让心梗死亡率降低10%的药物会迅速畅销，销售额可达数十亿美元。

我们常遇到某个小规模研究试验的自然疗法得到不错的效果的情况。于是媒体上流传："某种提取物能将心梗的风险降低一半"。接下来，当试验被大范围重复后，之前宣称的效果便消失了。有时这纯粹就是欺诈，但更常见的是由于无知的善意。不过不少补充剂确实有效，还会与药物发生相互作用。例如，ω-3脂肪酸会影响凝血功能，正在接受双重抗血小板治疗（比如在做完支架后）的心梗患者不能服用这类补充剂。另一个例子是抗凝血药华法林，它与人参等许多草药和补充剂都会发生相互作用。

一种罕见情况是，某种补充剂变成了药品，比如氨基葡萄糖。

有些食物也会影响药物的吸收和代谢，相关警告通常印在药物说明书上，有点让人害怕。比如，使用辛伐他汀时不能吃西柚或喝西柚汁，因为它会影响药物的代谢，不过只有大剂量的辛伐他汀和大量的西柚才可能产生问题。在发现这种关联的研究中，被试者喝了一升的西柚汁。

有许多经科学验证过的方法可以降低心梗风险。但奇怪的是仍有不少人选择没有依据的方法，这样不会有好结果，最好还是采用安全的方法。

下面来看看常被推荐给心梗患者的几种补充剂。

ω-3 脂肪酸

你一定听过 ω-3 脂肪酸对心脏有好处。每天有数百万人服用这种补充剂来减少中风或心梗的风险。当然事情没那么简单。ω-3 脂肪酸是不饱和脂肪酸，分为几种，其中最常见的是 α 亚麻酸（ALA），主要存在于坚果和种子中，另外还有二十碳五烯酸（EPA）和二十二碳六烯酸（DHA），主要存在于鱼类中。2018 年，独立研究组织考科蓝的一项分析回顾了 79 个研究，覆盖 112 059 人，以评估是否有证据表明服用 ω-3 脂肪酸补充剂有任何明确的正面效果。结果是没有，ω-3 脂肪酸补充剂离广告宣传的奇效相去甚远。

不过，吃 ω-3 脂肪酸含量高的食物与降低心梗风险确实有相关性，因此可以多吃坚果、种子和多脂鱼。

维生素 C

维生素 C 是水溶性的，存在于大多数蔬菜、浆果中，柑橘类水果的维生素 C 含量很高。一个橙子就能满足你每日的维生素 C 需求。由于维生素 C 是一种抗氧化剂，有种理论认为它可以减少体内的炎症反应，减轻动脉粥样硬化，进而减少心梗的风险。这种维生素在一系列限定条件的实验性和观察性研究中显示了效果，但当进行大型随机试验时，却对心血管疾病没有影响。维生素 C 有可能对特定人群有效，或在特定条件下起效，但目前还没有研究支持服用它来减少心血管疾病风险。人们对维生素 C 的期望一直很高，但正如一位研究者所说："维生素 C 从未停止过让人失望"。

沙棘提取物

你可以看看考科蓝称赞哪种自然疗法。到目前为止，他们最常见的回应是"效果未经验证"或"需要更多、更长期、更高质量的研究"。不过他们在回顾了 14 项沙棘提取物的研究后，发现它对心脏衰竭有明确的正面效果，而心脏衰竭通常是由心梗引起的。吃了这种金黄色提取物的人，心脏泵血功能有所改善。

蓝莓

2019 年发表的一项研究称每天吃一份蓝莓可将心血管疾病的风险降低 12%～15%。蓝莓中有几种物质能够改善血管功能，减少硬化。这是一个微小的，但有统计学意义的结果，而且草莓也有同样的效果。浆果的好处不限于心脏，还能减少患糖尿病的风险，改善肠道健康，所以可以多吃点蓝莓和草莓。

甜菜

甜菜被当作草药使用了数千年。古罗马人用甜菜治疗便秘和发烧，《塔木德》一书称吃甜菜可以长寿。有时古人确实是正确的，甜菜含有大量的硝酸盐，可以降低血压。在一项研究中，健康的人喝下一杯甜菜汁后，血压平均降低了 5 毫米汞柱。此外，甜菜还富含抗氧化剂和纤维。

胆固醇，是好还是坏？

人体有各种各样的物质和分子，但名声最差的莫过于胆固醇了。它一直受到批评、质疑和挑剔，到底是好还是坏呢？胆固醇是人体的基石之一，具有多种功能。

医生很早就发现，高血胆固醇症患者的动脉粥样硬化、心梗和过早死亡的风险也更高，反之亦然。胆固醇在体内的代谢机制很复杂，并非吃下去，就能在血液中循环。胆固醇在肠道中的吸收受多种因素影响，因此营养学界已经不再推荐无胆固醇饮食，转而推荐均衡饮食。胆固醇高的食物，比如蛋黄，以前一直是禁忌，但实际上人体 80% 的胆固醇都是自行生成的。即使少吃胆固醇高的奶酪和虾，也并不能降低血液中的胆固醇水平，反而会使身体产生更多的胆固醇。一直以来都很难证明我们吃的胆固醇与血液中循环的胆固醇相关，控制胆固醇水平的是其他因素：身体活跃程度、吸烟和饮食。燕麦等食物，能在肠道中吸附胆固醇，从而降低胆固醇水平。

我们出色的编辑林妮亚提笔加了一条评论："我想到了外公，他做过一次搭桥手术。他对'吃草'一直不放心，认为消化饼干涂上黄油和果酱才算是像样的早餐。对不少人来说，仅仅在每餐中添加一种蔬菜都困难。也有人认为不吃精面粉制品十分荒谬。我认为挺多人都觉得改变饮食确实困难！"

林妮亚说得很对，挺多人觉得困难。其实也不用去淡化改变习惯的难度。食物对我们的生活影响深远。稍后有一些如何改变习惯的建议。

安德斯　一开始我对吃什么很焦虑，一切都必须"清淡"而健康。这个不能吃那个也不能吃，老婆快被我弄疯了。在心梗前，我就很注意饮食，但之后我做了很多改变。现在我不吃任何红肉，只吃鸡肉、鱼类和蔬菜，另外，还必须有充足的能量去锻炼。我意识到自己爱吃精面粉制品，就把它戒了。也许焦虑多少驱动了我的改变。心梗发作已经过了6个月，我的日常饮食却没有丝毫放纵：6个月完全没碰过甜食。我正在努力适应，想要过得更正常一点，但过程还长。

断食

动物实验和人体研究都表明，限制热量摄入，甚至断食，可以延长寿命。食不果腹显得有些困苦，而且也不是人们追求的，但间歇性禁食可以达到与其类似的效果。它是指两餐间隔在18～48小时。

当今参与断食的队伍已经壮大，它是一种自然的饮食方式，因为没有任何野生动物会一天连续进食3～5次。有东西的时候就吃，如果没吃就饿上一阵子。能随时获得食物对人类来说是晚近才实现的，有人推测断食是演化的结果，身体在断食期间会启动细胞修复机制。

打算断食的糖尿病患者需要注意：尝试断食必须谨慎，而且要询问自己的主治医生。

超重

血压常会随着体重增加而上升。此外，超重还会以其他方式加重心脏负担，比如增加打鼾和睡眠呼吸暂停的风险。如果你超重，那么减重是降低血压，进而减少心梗风险的高效方法。平均而言，体重每减轻 1 千克，血压就下降 1 毫米汞柱。

除了控制体重外，你还应该控制腰围。因为重要的不仅是多余的体重，还有它们分布的位置。腹部脂肪危害更大，男性腰围应低于 102 厘米，女性应低于 89 厘米。这些是平均值，会有个体差异。

你有可能超重了，但本书的目的当然不是指责你或其他人，而是公开谈论超重的风险。因为超重确实危险，但又可以应对。减重有难度，对有些人而言更是遥不可及。不过了解肥胖的危害可能会让减重变得简单一些，你得知道自己为什么付出这么多。

超重会增加 2 型糖尿病和高血压的风险，二者是动脉粥样硬化和心梗的主要因素。超重对健康还有一系列其他坏处。例如，超重是导致抑郁障碍和几类癌症的风险因素。超重的人不仅患病风险高，而且在患病时还会出现更多并发症，恢复也更难。给超重患者做手术比给普通患者做手术要复杂得多，手术并发症的风险也更高。

想象你做完一个搭桥手术后可以下床了，身体相当疲惫，腿有点抖，你的胸口很疼，但最终还是站了起来，自己去上洗手间。再想象背上 12 千克的背包把同样的事再做一遍。对大多数健康人来说，这个重量都不轻，如果你在病中，还刚做完手术，很可能就无法下床了。卧床会增加血栓的风险，如果你不能自己上洗手间，就需要导尿管，这又增加了尿路感染的风险。多数人都难免生病住院，而超重的人则要受双重罪。

戒烟是世上最容易的事，我已经试过上千回了。

——马克·吐温

烟草

香烟

人类吸食烟草有数千年历史，早期可能与宗教仪式有关。但烟草被日常使用要到 17～18 世纪才开始，直到 1893 年，法国医生雨查德才找到尼古丁影响动脉硬化的证据。

从那以后，尼古丁和吸烟的有害性被无数次证明，医学界早已达成共识：吸烟是动脉粥样硬化的主要因素。即使如此，瑞典仍有 7%～13%（取决于如何计算）的成年人吸烟。

由于尼古丁刺激心脏和血管，你吸的每根烟都会让血压升高。许多吸烟的坏处与吸烟的数量成正比，但戒烟对健康的好处会很快显现。如果你不能或不愿完全戒烟，想想哪些烟是可以不抽的。假如早起的那根烟最难戒掉，那就从最容易戒的那根开始。

戒烟不仅可以减少心梗的风险，还能减少许多其他疾病的风险。

有些烟民认为吸了多年的烟伤害已经造成，戒烟并不值得，所以会继续吸下去。其实，戒烟后这些疾病的风险会迅速降低。以下是美国疾病控制与预防中心举的一些例子：

- 戒烟可减少心血管疾病的风险。戒烟 1 年后心梗风险会大大降低。
- 戒烟 2～5 年后，中风的风险会减少一半。
- 戒烟后 5 年内，口腔癌、食道癌和膀胱癌的风险会减少一半。
- 戒烟 10 年后，死于肺癌的风险会减少一半。

大多数戒烟的人获得健康好处的时间都比上述的要快。

但很大一部分烟民在心梗后还是没有戒烟。瑞典地方政府与区域协会曾做过这方面的统计。各地区的结果差异很可能是由于获取戒烟帮助的途径不同，这当然不公平。不过统计结果也有好的一面，它清楚显示，有针对性的帮助对戒烟有用。

电子烟

大部分发达国家的吸烟率在下降，不过吸电子烟的人却在剧增。电子烟内置一个由电池供电的小型电动装置，加热雾化器中的液体。也就是说，"吸烟者"吸入的是雾气，而不是烟。液体中通常含有调味剂和尼古丁，不会产生一氧化碳和香烟中的各类致癌物质。电子烟上市的时间还不长，无法研究它的长期影响。不过其对人体产生的影响很有可能像口含烟一样，都来自尼古丁。

口含烟

比起香烟，口含烟在一些方面危害更小。加布里埃尔·阿雷法尔克在乌普萨拉担任内科主任，对口含烟很有研究，他的博士论文就是关于使用口含烟对心梗患者的影响。他的研究表明，使用口含烟会使患者心梗后的死亡风险增加27%。在心梗后停止使用口含烟的人，死于再次心梗的风险减半。有害的主要是尼古丁导致的心率加快和血压升高。虽然口含烟所含的尼古丁比香烟更多，但不会导致动脉硬化。

香烟还有其他口含烟没有的坏处，如果有条件，换成口含烟对健康相对好些。

如何戒烟

吸烟有害几乎人尽皆知，根据英国的一项大型研究，七成的烟民愿意戒烟，但问题在于戒烟很难。烟民清楚尼古丁的高成瘾性，尽管生理上的戒断阶段很短（仅几天），但习惯的力量却难以克服，戒烟后很容易复吸。

吸烟每年造成数百万人死亡，给人们带来巨大的痛苦，因此人们迫切需要找到真正有效的戒烟方法。显然，不同的方法对不同的人见效，但有研究表明，加入有组织的项目来戒烟会比较容易。这种项目不一定是互助会，也可以是一个应用程序或在线认知行为疗法课程。与其他改变一样，集体行动会更容易成功。研究还表明，告诉重要的人自己戒烟了，会让你更容易坚持。借助戒烟热线也是一个不错的开始。

戒烟热线的一些建议：

- 设定开始戒烟的日期。
- 描述戒烟的动机。
- 准备好打破吸烟的习惯。
- 如果有需要，可以尝试尼古丁替代疗法和戒烟药物治疗。
- 在定好的日期开始戒烟。
- 按时吃饭，多喝水。
- 保持忙碌，多运动。
- 奖励自己，认同你在做的事对自己的健康有益。
- 让亲友了解你的感受，你需要得到他们的支持。
- 坚持不懈！有段时间你会觉得艰难，但想想到目前为止你获得的回报。

身体活动

　　身体活动是神奇的药，它免费，人人可得，几乎没有副作用。它能降低血压和血糖，以及再次心梗的风险。此外，它还能抗抑郁，降低痴呆症和多种癌症的风险。为了达到最佳效果，你应该每周做 3 次有一定强度的锻炼，每次 40 分钟，不过所有身体活动都有效。身体活动对完全不动或很少动的人来说效果最明显。

在日常生活中找机会活动：

- 用走楼梯代替乘电梯。
- 用步行或骑车代替乘公交车。

- 多走上坡路。
- 走去商店购物而不是开车。
- 用锻炼进行社交，用散步代替喝咖啡，用打保龄球代替看电影。

在网站 fyss.se（fyss 是瑞典语"预防和治疗疾病的身体活动"的首字母缩写。——译者注）上，你可以看到适合不同体能水平的各类运动。对于心血管疾病患者，建议如下：

有氧运动			力量运动			
强度	运动时长（分钟/周）	频次（次/周）	动作组数	每组次数	动作数	锻炼次数（次/周）
中等和高强度交替	最少90（每次30～60分钟）	3～5	8～10	10～15	1～3	2～5

当然，可以结合两种运动。

身体活动可以显著降低心梗的风险。锻炼对心脏的作用有很多，比如可以增强泵血功能，让心脏输出更多含氧血液。更强的泵血功能能让肌肉做更多的功，而且做功也更轻松。这种作用并非暂时的，而是会持续下去。因此，锻炼永远不会晚。那些训练有素或活动多的人，心梗和中风的风险明显低于不活动的人。这一点大多数人都明白，但很多人不知道的是，活动多的人在心梗后比不活动的人恢复得更好。日常锻炼能培养一种后备能力，即使心梗后某些身体功能下降，但因为在心梗前就处于更高的水平，所以也不会降得很低。这对于恢复有巨大的帮助。

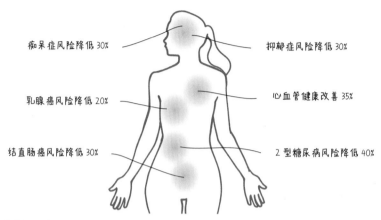

有规律的身体活动对健康的益处

痴呆症风险降低 30%

抑郁症风险降低 30%

乳腺癌风险降低 20%

心血管健康改善 35%

结直肠癌风险降低 30%

2 型糖尿病风险降低 40%

资料来源：英国卫生部。

当然，不是每个人都能做任何运动。也许你有平衡问题、慢性疼痛或其他运动限制。对某个人来说，运动是跑 4 000 米，对另一个人则只是走 4 米，但每个人都能从运动中受益。人类是经过了数十万年演化而成的运动机器。

我们和瑞典该领域的重要专家安德斯·汉森进行了交谈。给他打电话时，可以听到背景声音随着他的走动变化：一辆车开过、一个谈话片段、一扇门被关上，他一直在移动。我们见面时，他通常都会建议一起去走走，最好环绕他喜欢的动物园岛一周。不过今天我们打电话时，我坐在电脑前做笔记，而安德斯则边散步边回答我的问题。他已经是瑞典研究身体活动作用的顶尖专家。他写了两本关于这个主题的书：《健康处方》和《大脑健身房》。

安德斯·汉森，精神病学家　我所感兴趣的不是训练，而是身体活动。混淆训练和身体活动是一个很大的医学错误。身体活动像被绑架了，每个人要么认为身体活动是你擅长或不擅长的体育项目，比如网球或定向越野，要么认为可以轻易放弃它。人类是为身体活动而生的，这是几十万年演化的结果。正常的人可以每天走 15 000～18 000 步。从历史角度来看，我们现在平均每天走 5 400 步实在过低了。

为什么身体活动的益处很少被报道？

这大概可以归结为身体活动本身缺少经济利益。多年来，制药业投入了大量研究经费，但它们并没有为身体活动的研究进行相应投入。但是现在已经有了大量的研究，身体活动的益处得到充足的科学证据支持。我们缺乏的是实际行动。产生改变并非不可能，最近我去参观了一所中学，那里的教师和学生都增强了日常身体活动，并取得了惊人的效果。有时在城里，人们会走来告诉我，身体活动如何改变了自己或亲友的生活。

为什么活动对很多人来说如此困难？

懒惰是人类的自然倾向，它与饥饿相伴而生。过去，曾有很大比例的人口死于饥饿，因而人类天生懒惰是有道理的。我们的基因设定是一旦有食物就要填饱肚子，这是今天全球肥胖症流行的原因之一，也是很难开发有效减肥药的原因之一——肥胖不是一种机制或标志物的问题，它是众多因素造成的。在人类基因中有许多不同的机制来对抗饥饿，尽管至少从历史的角度来看我们经常处于饥饿中。因为很多人死于饥饿，导致我们对抗饥饿的演化压力很大。但没有演化压力让我们对抗热量过剩。我们的懒惰符合演化的逻辑。

身体活动的类型是否重要？

不重要，身体活动本身才是重要的。有些人认为需要高度协调性的活动会更好，但这只是推测。做你喜欢的活动，或者觉得最不无聊的。无论是否觉得有趣，你都会从活动中获得积极的效果。我想为日常活动提个建议：走楼梯、骑车、散步。从公共卫生的角度来看，日常活动的关键是让那些完全不动的人动起来。每天30分钟快走，走到喘气，就相当健康了。

抽时间活动

每个人都有不想锻炼的时候，有时缺乏动力，有时时间不够用。活动的关键在于安排活动的优先级和寻找更多日常活动的机会。很多人在各种屏幕前花了很多时间，其中一部分是工作，但大量时间花在了社交媒体、上网和游戏上。

身体活动不是要么发生要么不发生的事，而是有一个尺度。同时，所有的身体活动都比不动好，因而我关注的不是跑马拉松或骑动感单车。如果你不喜欢，或者没时间或机会做身体活动，也完全可以过健康的生活。

疼痛

有相当多的人受到疼痛困扰，这些疼痛主要来自肌肉、骨骼或关节。疼痛很难受，人们对它还有强烈的恐惧。因此，更多地了解疼痛及其产生的原因，以及缓解疼痛的方法，都很有用。许多人担心疼痛是"身体出问题"的信号，所以会躲避身体活动。而当身体疼痛时，开始活动尤为困难。身体不对劲，有点痛，算了吧。你在任由疼痛逐渐限制你的身体活动。实际上，即使感到疼痛，身体活动也很重要，甚至特别重要。身体活动可以缓解疼痛，改善康复状况，但一定要以正确的方式进行。有疼痛的人得更加小心。尝试一些不剧烈和低强度的锻炼，比如游泳、散步、骑车或轻柔的瑜伽。许多慢性疼痛患者都通过身体活动获得了显著缓解。几乎每个人都能做一些适合自己能力的身体活动：我今天能做什么？如果是在街区散步，那就行动吧。也许下周就能走到两圈，比往常多一倍。

花费

但是，不少锻炼都很费钱。最新款的滑雪板和最轻的公路自行车会让你破费一大笔钱。不过对于没能力或不想花钱锻炼的人，照样有很多选择。不必去做"特别定制高强度杠铃塑身操"，相反，没有哪种锻炼被证明比另一种对心脏健康更好，运动强度才是关键。在陡峭的坡道上间歇跑或骑一辆老旧的三速自行车都能增加运动强度。行走、在湖中和海里游泳都不要钱。冬天，在二手网站花点钱买双旧的溜冰鞋，你就可以在闪亮的冰面上免费运动几小时了。

压力——日程安排中的空档

压力一直与人类相伴，不止如此，人类对危险刺激做出反应的能力是生存的先决条件。因此，我们有充分理由感谢自己有一个系统，能够以闪电般的速度应对危险。本书的前面提到过战斗或逃跑反应，当我们遇到压力时，身体会以不同方式迅速反应，要么战斗，要么逃跑。战斗和逃跑都会增加耗氧量，需要更强的心脏泵血功能。一次压力刺激，无论是一头咆哮的狮子，还是一个乱跑的两岁孩子——一手拿着蓝莓冰激凌，一手拿着记号笔——都会对我们的身体产生影响。肾上腺分泌应激激素——肾上腺素，它能立即加快心跳，升高血压，甚至会让你有点发抖。同时，肾上腺还分泌皮质醇，它产生的速度较慢，但影响更深远。在那个两岁孩子手里的记号笔被缴很久后，皮质醇还会继续在体内发挥作用。皮质醇会减少蛋白质的合成，增加血糖，使努力工作的肌肉得到养分，但皮质醇会让入睡变难。

在自然环境中，这个系统完全合适，那里的压力短暂，而且往往需要用身体活动来应对。当遇到压力时，原始人必须战斗或逃跑，应激激素对他们有很大帮助。而在当今社会，我们对压力的生理反应还是没变，但行为却不同。当你忙得不可开交时，邻居抢占了洗衣房，但你很少会为此打斗；当你做工作演讲时，尽管心怦怦直跳，仿佛观众席里有条鲨鱼，但你几乎不会冲出会场，奔向安全之地。可以把这种不行动看作大脑发出了压力信号，但找不到出口。

现在有不少人被压力困扰，这不是身体系统的错，而是我们的生活方式和社会的问题。但要注意，造成压力的不是我们自身的问题或所处的环境，而是我们对它们的反应。

长期压力会损害心血管系统，增加心梗的风险。跑着去赶公交车并不危险，但从早到晚都像只不停踩着轮子的仓鼠却很危险。更可怕的是，心梗患者遭遇压力和焦虑的概率也增加了，并由此陷入恶性循环中。女性更容易受到压力的影响，因为她们往往承担了更多的家务。一项研究测试了沃尔沃公司中层管理人员的心率、血压和应激激素等压力指标，其中，男性下班回家后的压力指标会下降，但女性的压力指标却会上升。

当今社会有不少外部压力源，但导致压力的很多还是内部因素，比如对理想生活的欲望或需求。许多人还会用手机和社交媒体的不断刺激来增加自己的压力。就在 10 年前，坐公交车的时间还能发呆，可以看着窗外或其他乘客，让自己的思绪乱飞。今天，大多数公交车乘客都在忙着看手机，这会给他们紧绷的大脑造成更多的刺激。不少专家都警告过，这种持续的刺激会影响大脑，有可能伤害我们的幸福感、认知能力，还有心脏。

戈兰·阿斯塔德，心脏内科医生　有时我会遇到患者的工作压力大到无法从中解脱的情况。可能他们刚心梗发作，第二天就得去工作。他们在心脏重症监护室里把电脑放在腿上写邮件和办公，还问我什么时候可以预约会议。尽管很可能就是压力导致的心梗，但他们还是要回到压力中。

如何缓解压力？

说比做容易。第一步要感受和观察产生压力的时段 —— 是白天还是晚上？再找出压力影响你的方式。你可能注意到了压力对心理的影响，比如疲劳、易怒和注意力涣散，或者是对生理的影响，比如头痛、胃痛和心悸。压力影响我们的方式还有很多。如果你遇到困难，可以向亲友求助，他们可能已经注意到被你忽视的事。另一个建议是使用心率监测仪：几乎所有人对压力的反应都包括心率升高。你可以持续监测几天，看看给你造成压力的是什么。

当你知道什么时候有压力以及它影响你的方式，就会有更多动力去处理它。有些人需要改变实际的事情：不同的工作任务、不同的家务分工或其他杂事。另一些人的压力来自环境或自身的心理。正如我们之前所谈的，改变行为很难，但可以做到，所以让自己看清压力造成的伤害很重要。一些人给自己上了发条，无法停下休息。还有一些人，由于外部环境，比如受到威胁或无家可归，一直生活在压力之下。他们无法通过找出压力或其他方法来缓解决压力，需要改变的是他们的处境。

寻找平静

找出压力后想一想什么能让你快乐、平静和放松，比如游泳和古典音乐。近年来，冥想和正念受到大量关注，许多人发现它们有用。探讨如何缓解压力，值得写一本书（而且已经有很多不错的书了）。意识到自己能够缓解压力很重要，例如用冥想主动放松可以减少应激激素，一项统合分析（把多个研究结果整合在一起）显示冥想能降低血压。

睡眠

几乎人人都知道吸烟和缺乏锻炼对心脏不好，但你知道睡眠对心脏的影响也很大吗？充足优质的睡眠是保护心脏最重要的事情之一。

从演化的角度来看，人类对睡眠的需求应该逐渐减少，甚至完全消失。在睡眠期间，我们不能进食和繁殖，尤其还无法保护自己。然而，人的一生中接近三分之一的时间在睡觉。因此，肯定存在一种更强大的演化压力选择睡眠。睡眠肯定有益和必要，否则早就不存在了。科学家对睡眠功能的探究由来已久，简单地说：我们为什么要睡觉，为什么要睡那么久？现代研究表明，睡眠有多种功能。

"我最少需要睡多久？"这是一个常见的问题，但它有误导性。人们需要的最少睡眠时间远远少于理想状态。有95%的成年人每晚平均需要7～9小时的睡眠身体才能发挥最佳功能。你需要多少睡眠取决于多个因素，有的是遗传性的，有的和白天的活动以及头天的睡眠质量相关。睡眠也是一种神奇的药，免费，没有任何副作用。好好培养睡眠是你能做的最重要的事情之一，它对你的精神、智力和心脏都有好处。

需要多少睡眠由你自己决定。如果你睡了6.5小时后自然醒来，精神抖擞、活蹦乱跳，那这可能就是适合你的睡眠量。

如果不确定是否睡得充足，可以问自己以下问题：

- 是否能倒头就睡？
- 在周末是否睡得比平日长很多？
- 早上起床是否有困难？
- 白天是否犯困？
- 每天都需要喝几杯咖啡因饮料保持清醒？

如果你对几个问题都回答"是"，那么你的睡眠可能不够。这样的话，请阅读下面改善睡眠的建议。不少人通过调整身体状态来改善睡眠和生活的质量。

睡眠不足对心血管有许多负面影响：

- 睡眠不足会增加高血压的风险。一项研究估计，每天睡眠时间少于 6 小时的人患高血压的概率为 20%～32%，而睡眠时间少于 5 小时的人概率高达 60%。女性比男性更易受到影响。
- 睡眠不足会让血糖控制变差，进而增加血管疾病的风险。
- 睡眠不足会导致动脉硬化。
- 睡眠不足会伤害免疫系统，增加炎症。

如何改善睡眠？

睡眠问题非常普遍，估计有四分之一的瑞典人被其困扰。有些人睡得像木桩一样沉，另一些人却深夜还在床上辗转反侧，这显然是不公平的。尽管不能保证你获得完美睡眠，但仍有一些经过验证的办法可以尝试（比数羊有效多了）：

- 坚持固定的作息时间，一周的入睡、起床时间保持一致。优先考虑睡眠，把它看成一种重要的治疗（它确实是），同时做好睡眠计划。
- 下午以后不喝咖啡，在上床前放松下来，避免被屏幕光线干扰。睡前看书而不是听声音媒体。
- 卧室应该黑暗、凉爽和安静。
- 如果和一个会打扰你的伴侣同床，你们应该谈一谈，自己睡是为了改善睡眠，而不意味着爱变少了，你只是需要一张自己的床而已。

- 白天多去室外晒太阳。

- 每天锻炼，但睡前不能做运动。

- 了解一下失眠的认知行为疗法。

打鼾

打鼾是一种常见的睡眠问题，会导致睡眠呼吸暂停。瑞典有多达 24% 的男性和 9% 的女性患有睡眠呼吸暂停综合征。睡眠呼吸暂停患者的高血压、心梗、中风和过早死亡风险会显著增加。睡眠呼吸暂停还会导致注意力难以集中、白天嗜睡，并会增加交通事故的风险。打鼾和睡眠呼吸暂停是由上呼吸道的肌肉松弛阻断空气造成的。好在有几种治疗方法，比如止鼾器、鼻腔喷雾剂、减重，还有一种特殊的工具——持续气道正压装置，它通过面罩向上呼吸道输送持续的气流，防止打鼾和呼吸暂停。首先确认自己是否打鼾，然后寻求帮助。你可以咨询本地的医院。

还有一系列家用的应用程序和传感器，用于监测睡眠呼吸暂停。祝你睡个好觉。

如何养成好习惯？

许多人都明白自己应该为健康行动起来，但碍于各种原因没有实践。我们运动太少，喝酒太多，吃得过甜。说不定有人还觉得自己过得比实际情况更健康，记忆中那次长途骑车仿佛就在昨天，但其实是两周前的事了，午餐后的酥皮饼和晚餐后的冰激凌却被抛诸脑后。

你一定有很多想改掉的习惯，不过习惯就是很难改变。我们是习惯性动物，学过的东西就不想再学。通常我们可以暂时达成健康目标：戒烟、开始锻炼、不吃甜食。一个星期甚至几个月不抽烟没什么问题，但之后遇到一次聚会或有一周压力很大，我们又会回到旧的习惯。习惯——可信赖的习得行为——有很大的演化优势。它让你不用每天都思考早餐吃骨髓汤还是巧克力泡芙。但它不是一成不变的，你从后天经验中习得它，也可以改变它。一般来说，一旦改变了一种习惯，改变另一种就会变得更容易，从而进入良性循环。成功减重的人会发现行走更轻松了，并从中获得更多乐趣。爱好倾向也会改变。当你认为自己"爱运动"时，就会把汽车留在家里，或者提前下车步行一段，又或者骑车上下班。

关于改变习惯的书不少，它们的诀窍是创造新习惯来取代旧习惯。美国精神病学家贾德森·布鲁尔倡导用正念改变行为。这种方法主张尽可能留意想要改变的习惯，并有意识地行动。比如吃糖果，多数人都是下意识地从糖果罐里抓一把，而布鲁尔希望我们全心全意地吃，并专注于糖果本身。当你意识到那种合成的味道和腻人的甜味，并感受粘在门牙上的果胶时，糖果就不那么好吃了。如无意外，你将很难再吃从前那么多糖果。想想你用什么来奖励和安慰自己，许多人把食物作为奖赏，把甜食作为安慰，这很有效。糖可以制造幸福和快乐的感觉，但效果非常短，而害处却很持久。再想想是否有其他让自己更舒服的方法：用一杯茶代替一杯酒，用新鲜草莓代替冰激凌，用游泳代替薯片。

另一种改变行为的方法是改变与行为相关的事物。许多联系不是必需的，而是后天习得的，比如电影院和爆米花，坐飞机和酒精饮料，它们其实并没有必然联系。因此，我们可以很容易地把电影院和蓝莓、坐飞机和胡萝卜汁联系起来。

请坚持写健康日记，这不是为了变成控制狂，记下你吃的每一颗葡萄干，是因为了解自己的实际生活对你有好处。有不少工具可以用来记录生活，从计步器到记录热量摄入的手机应用程序，一本活页笔记本和一支铅笔也不错。弄清自己的实际生活是未来做出改变的好起点。当从白纸黑字看到自己实际的生活时，你会明白哪些事可以继续，哪些需要改变。如果你特别爱吃巧克力球，不用完全戒掉，每周只吃一次怎么样？想象一下这周吃的那一次会多爽！把变化写在日记里，就能看到自己的进步。这是一种鼓励。你今天为自己的健康做了什么？

例外

你听说过斯克斯滕叔叔（瑞典儿童作家林格伦笔下的人物。——译者注）的故事吗？他每天抽两包烟，号称从不吃绿色食品，但一直活到 99 岁，相当健康，直到被拖拉机撞倒。我们身边或许总有这样的人，尽管他们的生活看上去很不健康——吸烟、喝酒、肥胖，然而却健康长寿。这是因为心血管疾病是由多种因素造成的，既有破坏性因素，又有保护性因素。你不知道自己和斯克斯滕叔叔有多少差异和类似，但我们可以肯定饮食、身体活动和吸烟能影响动脉粥样硬化。这就是结论。

小结 —— 改变生活方式

很多事情都可以改善心脏健康状况，并且和药物治疗一样有效。如果你在进行药物治疗的同时改变生活方式，效果会更好。

研究饮食很难，有多种不同的饮食观点。不过，主要的心脏研究组织意见一致，它们推荐蔬菜和纤维丰富的饮食。我们确切知道什么有害：糖、盐、反式脂肪和加工肉类。

如果你超重，请减重，这对健康有很多益处。还有各种帮助减重的手段。

戒烟是对心脏和冠状动脉最重要的单一改变。但是大多数烟民没有在心梗后戒烟。这表明戒烟有困难，不过还是能做到！戒烟在短时间内就会产生一系列积极效果，并且永远不会晚。

身体活动是一种神奇的药。人类的正常状态是活动。现在就动起来永远不会晚，老年人也能得到身体活动的积极效果。甚至有研究表明，老年人的身体活动比年轻人更重要。选择适合你和你喜欢的活动。

压力对心脏有一堆负面影响。先弄清什么会产生压力，什么能让你平静。目前有几种缓解压力的方法。

睡眠不是浪费时间，相反，它对你的健康，尤其是心脏健康，非常重要。让睡眠优先于其他事，培养自己的睡眠。如果你睡不好，有些方法可以改善睡眠，比数羊有效得多。

改变习惯和行为很费力。一种方法是设定明确的目标，另一种是计划和安排对健康有益的行动。

结　语

马丁——仅仅是一次心梗：那次发作过去 3 年了，我现在状态不错。身体比心梗前更好，在 15 岁的儿子倡议下，我们今年参加了半程瑞典古典 4 项赛（包括 60～90 千米越野滑雪、300 千米自行车、3 千米公开水域游泳和 30 千米越野跑）——我在心梗前从来没有认真考虑过。

我不会一直想着自己的心脏，脆弱的感觉基本消失了。我不再狂热地改变生活方式，心梗后的一段时间就开始冷静下来。

一方面，我运气不好。除了遗传因素之外，我没有其他风险因素，但我的心梗来得过早。我心梗发作的概率很小，根据瑞典国家卫生与社会事务部的数据库，2017 年约有 200 名 40～44 岁的男性因心梗入院治疗，他们中大部分人的风险因素都比我的多。

另一方面，我又很幸运。我生在一个冠状动脉支架普及的时代，有一位细心的家庭医生，住在医疗资源优质的地方；我的生活条件优越，同事善解人意；最幸运的是我有美满的家庭和杰出的朋友。

那么，心梗在我身上留下了什么痕迹呢？日常药物、生活方式的改变和硝酸甘油喷雾剂，还有焦虑。我带着它们，也许是为了活着？就像我的心脏植入了支架，我的精神也留下了伤疤，像一道心梗的阴影。

还有人也受到很大影响，但有时被遗忘或忽略，他们就是患者的亲人。人们容易只关注患者。但我的心梗当然会影响到其他人，尤其是我深爱的妻子索菲亚。在心梗发作后不久，不真实感和焦虑已经给她的日常生活打上了烙印。她担起沉甸甸的责任，并给我莫大支持，她实在好得不可思议。

我当然不想得心梗，但它也是我的一份礼物。好几次有人问我，心梗的经历中有没有"好"的一面？我是个乐观主义者，所以答案是"有"三个方面。

第一，虽然有点老套，但我更热爱生活了。这有点像品尝一道菜，吃一口停下来享受一下日常：孩子们的笑声、春日的阳光和小小的成就。与家人和朋友的关系变得更重要了。

第二，我对身体和精神有了更深的认识，这帮助我把已做出的生活习惯改变保持下去。我一直锻炼，每周 3 次。我留意自己的饮食，在日程安排上留出空档。

第三，这些经历——心梗、成为病人和住院——启发我和一些同事创办了一家新公司：Doccla。我们致力于减轻医疗负担和改进患者的居家监测——尤其是心梗患者。

人们不仅希望生活舒适，还想有一些乐趣，所以不要让疾病困住自己。出门旅游、参加比赛、开启项目，最重要的是欣赏日常生活中的小事物。

未来的心梗治疗将与今天不同，或许聪明的研究者会找到心梗的终极解法？但在那之前，还没有捷径可走，所以我会继续吃药、锻炼身体、避开垃圾食品，还会满怀信心。这挺好的，情况原本可能更糟。

马丁和雅各布：我们接近尾声了，或许你听够了控制血压、改变生活方式和降低风险？或许你刚刚入门？

"用数据看世界"网站对美国人的实际死因、他们搜索的信息和媒体的报道做过一个有趣的总结。有两个事件得到了截然相反的关注：恐怖袭击和心血管疾病。不到 1% 的美国人死于恐怖袭击，但它却完全占据了媒体。2016 年，《纽约时报》和《卫报》给恐怖袭击事件超过 30% 的版面。心血管疾病占美国人死因的 30%，却只有约 2% 的版面。

报纸写的异常事件多于平常事件并不奇怪，但由于心血管疾病与生活方式密切相关，报纸上多一些这方面的内容会更好。作为个体，基本上无法降低遭遇恐怖袭击的风险，但却可以做很多事来减少心梗或中风的风险。

美国人对健康信息的搜索量也出人意料，癌症与死亡的搜索相关度是心脏与死亡的相关度的 15 倍，尽管死于心血管疾病的人更多。

最后，我们想进行一次呼吁：多谈谈心血管疾病。保持求知欲，传播你的知识，这至关重要。

祝你生活愉快！

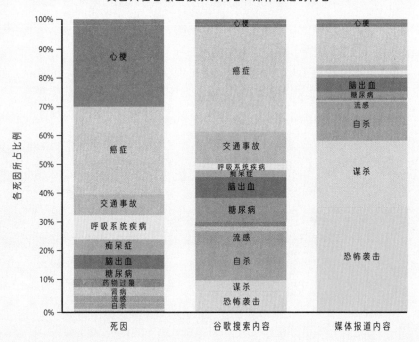

美国人的主要死因 /
美国人在谷歌上搜索的内容 / 媒体报道的内容

各死因所占比例

死因	谷歌搜索内容	媒体报道内容

心梗
癌症
交通事故
呼吸系统疾病
痴呆症
脑出血
糖尿病
药物过量
肾病
流感
自杀

心梗
癌症
交通事故
呼吸系统疾病
痴呆症
脑出血
糖尿病
流感
自杀
谋杀
恐怖袭击

心梗
脑出血
糖尿病
流感
自杀
谋杀
恐怖袭击

资料来源:"用数据看世界"网站。

216 拥有强心脏!

提　要

淘金时要用大量的水才能找到金子，同样，书也是由大量的词句组成，其中大部分可以归结为几条简短的道理。我们把对心梗患者的生活方式建议提炼成十点。

1. 正确用药

按处方服药，科研人员研发了各种药物来帮助你降低再次心梗的风险。如果你遇到严重的副作用，请询问医生是否可以换药，但不要自行停药。

2. 戒烟

戒烟的效果显著，你很快就能获得健康方面的益处，心梗和其他多种疾病的风险都会降低。戒烟永远不会晚。如果你不能完全戒掉，尽量少吸，吸烟量和危害性成正比。

3. 多锻炼

让身体动起来。最好每周锻炼 3 次，每次 45 分钟。所有的身体活动都有效，如果能达到气喘、力竭、流汗的程度，效果最好。身体活动的积极作用太多，值得写一本书（已经有许多不错的书籍）。它能减少心梗和糖尿病的风险，降低胆固醇和血压，抗焦虑和抑郁，还能预防骨质疏松和改善睡眠。总的来说，它是一种神奇的药。

4. 减重

如果你超重，减重会带给你巨大的健康益处。减重不易，你有贪吃的基因，而高热量食物又触手可及。间歇性断食、阿特金斯饮食法对一部分人有效，还有一部分人需要药物帮助减重。锻炼有很多好处，但如果不改变饮食，仍然难以减重。饮食习惯正是杠杆的支点。

5. 留意自己的饮食

我们很难给出普遍的饮食建议，对别人有效的饮食建议未必适合你。不过科学界在有些方面达成了共识：减少糖和盐的摄入。它们是白色毒药。如果你想坚持一种特定的饮食，地中海饮食是众多专家推荐的。

6. 美好的夜晚

睡个好觉，与动画片里相反，一次好的睡眠并不会发出很多鼾声。让睡眠优先于其他事，把它作为对健康和幸福最重要的事。试试通过改变生活方式来改善睡眠，相关建议非常多。

7. 质疑

做一个有批判精神的医疗消费者。留意自己的信息来源，科学研究和信息来源都有好坏之分。尤其要警惕饮食建议和补充剂，因为它们试图用快速、简单的方法去解决复杂的问题。发达国家有成百上千万心血管疾病患者，药品销售额达数十亿美元。如果真有简单的解决方案，我们乐于推荐。

8. 守护自己的心灵

心血管疾病不仅影响你的冠状动脉和心脏，同样影响你的精神状态，因而要注意自己的心理。心梗后的抑郁障碍和惊恐发作十分常见。有许多治疗方法可供选择，首要是弄清自己是否有问题。所以，请照顾好自己的心理，不时地做一些小检查：我好吗？我快乐吗？现在有多种手机应用程序和量表可以帮助你真实、客观地了解自己的心理。和别人谈谈，比如朋友，必要时去找专业人士。

9. 发展人际关系

有亲密关系的人更健康、长寿。要多关心自己和身边的人。别忘了，心血管疾病很常见，你不是特例。不止如此，在群体中你也可以帮助别人。

10. 接受现实

这条建议也许最难遵循，但不少人在接受自己的状况后就不那么害怕了，也更开心了。接受不等于放弃，你可以为健康做很多事，但也有无能为力之处，接受就好了。

扩展阅读建议

是否断食，心梗后吃美托洛尔还是芹菜？我们如何真正理解自己知道的东西？医学研究得出了大量对心梗患者的建议。我们知道的信息，来自研究人员一次又一次观察到的相关性和验证了的假设。有大量的研究正在进行，其中很多质量不错，但也有不少劣质的研究。普通人很难区分研究的优劣。

当自己或亲友心梗后，人们往往渴望获得相关知识。我们生活在一个信息过剩的时代，有关健康的信息无处不在。

目前有大量既有的和进行中的研究。每年都有数十万篇论文发表，而心血管疾病是研究丰富的领域。当你阅读论文或科学报道时，最好先了解一下这些研究的地点以及数据的可靠性。假如一项研究只有10名对象，持续仅一月，在社交媒体上发表，那么它是无法与《柳叶刀》发表的大规模国际研究相提并论的，尽管两者都被称为"研究"。当头条新闻大肆宣传两件事的相关性时，我们要保持警惕。因果关系，即一件事由另一件事引起，是很难被证明的，许多事的发生都是随机的，或者是由被忽视了的第三因素引起的。

对于那些不常阅读科学文章，或者读起来觉得枯燥的人，可以从解读研究的人那里获得科学信息。一般说来这个方法不错，因为研究者自己的记述并不总是完全客观的，他们容易放大自己的研究成果。报纸、广播和电视节目往往都有科普类记者，他们是审查科学信息的行家。

网站

www.cochrane.org

考科蓝是世界顶级研究机构之一，他们对各类医学问题都有详细的回顾。如果你怀疑维生素 C 是否能治疗普通感冒（确实无效），或者打鼾是否会影响注意力（确实会影响），就可以在它的网站上找到相关信息。

www.pubmed.com

你可以在上面找到全球几乎所有的医学论文。尽管有些只对图书馆或订阅者开放，但大量论文都对公众开放。

www.slutarokalinjen.se

为想戒烟的人提供相关信息，有多个语言版本，是开始戒烟时不错的参考。

www.fass.se

在上面可以查到瑞典在售的所有药品。选择"大众"可以获得更通俗易懂的说明。内容包括药物常见的副作用，如果漏服药该怎么办，以及药物是否会影响驾驶。

图书

《人类简史》，尤瓦尔·赫拉利著

一本讲述人类历史的畅销书。最有趣的是人类在狩猎和采集者阶段的生活。赫拉利的文笔轻松、生动、妙趣横生。

《医生的精进》，阿图·葛文德著

阿图·葛文德是哈佛大学的外科学教授，《纽约客》专栏作家，曾担任过两位美国总统的顾问。他极为谦逊地叙述了治疗时发生的错误，无论是自己的还是别人的。这本书很温暖，也很有趣。

《觉醒》，萨姆·哈里斯主播

哈里斯主持的一档播客，节目汇集了全球思维最敏捷的一些人。哈里斯对冥想和正念有浓厚的兴趣，在《觉醒》中，他试图用科学的方法来处理难以归入科学的问题。

《大脑健身房》，安德斯·汉森著

这本书也可以叫作"心脏健身房"，因为健脑和抗衰老的锻炼对心脏也有好处。它理所当然成为畅销书。

机构和组织

美国心脏协会 www.heart.org

在其网站上有各种心脏疾病和治疗的信息。除了心梗外，心脏还可能受到其他伤害。

术语表

乙酰水杨酸　一种药物，能影响凝血功能和减轻炎症。

肾上腺素　1.肾上腺髓质分泌的应对压力、恐惧和疲劳的激素。2.用于治疗过敏、哮喘、心搏骤停和青光眼的药物。

病史　患者向医疗机构讲述的疾病、伤害或健康状况。

解剖学　研究身体结构的学科。

心绞痛　冠状动脉血流不畅引起的胸痛。

血管生成　形成新的血管和淋巴管。

血管造影术　血管的 X 射线检查。

抗凝血药　抑制血液凝固的药物。

主动脉　人体的最大动脉，将富氧血液从心脏输送到身体其他部位。

主动脉瓣　主动脉和左心室之间的三个半月形瓣膜，防止血液反流。

动脉硬化　动脉壁变硬和变厚。

动脉　运送血液离心的血管。

心律失常　心跳不规律。

心房　心脏腔室的一种。

听诊　用听诊器检查体内器官的方法。

β 受体阻滞剂　一种降低心率和血压的药物。

血压　血管中血液流动时形成的压力，分为收缩压和舒张压。

旁路移植物　在搭桥手术中用于连接的材料，可以是动脉、静脉或合成材料。

冠状动脉搭桥手术　绕过一条或多条血管的狭窄处，建立新的血管通路的手术。

钙化分数　衡量心脏冠状动脉的钙化程度，可经 X 射线检查测定。

持续气道正压装置　用于治疗阻塞性睡眠呼吸暂停的一种机器。

除颤　当心房或心室颤动时，用药物或电流恢复正常心律。

诊断　确定疾病的性质。

舒张压　在心脏舒张末期动脉的最低血压。

体外膜肺氧合（ECMO）　血液在体外通过膜进行二氧化碳和氧的交换，使肺或心脏得以休息和愈合。

超声心动图　一种用超声波检查心脏的方法。

择期手术　提前安排的手术。

生理学　研究身体功能的学科。

心房颤动　心律失常的一种，左心房的传导系统电紊乱造成其不规则地跳动，与心室失去协调。

高密度脂蛋白（HDL）　α-脂蛋白，在血液中运送脂肪，被称为"好"胆固醇，可保护心血管系统。

血红蛋白（Hb）　红细胞中携带氧气的红色物质。

遗传　由亲代向子代传递。

心脏重症监护室　一种病房，治疗需要延长监测期的急性心脏疾病患者。

心导管插入术　通过插入血管的导管检查心脏，以进行诊断和治疗的方法。

稳态　身体保持体液、呼吸和循环等的平衡。

高胆固醇血症　血液中胆固醇水平偏高。

高血压　收缩压高于140毫米汞柱，舒张压高于90毫米汞柱。

低血压　收缩压低于90毫米汞柱。

植入式心脏复律除颤器（ICD）　植入胸部治疗心动过速。

感染　人体免疫系统对病毒或细菌等有机体的反应。

炎症　人体免疫系统对非感染情况或物质的反应。

导引器　用于将导管插入血管的仪器。

侵入性　需要通过刺穿皮肤或手术切口进行的干预，如冠状动脉造影检查。

缺血　局部组织缺氧。

缺血性心脏病　冠状动脉对心肌的供血不足，往往是由血管狭窄引起的。

重症监护室　医院治疗单个或多重器官衰竭危重病人的部门。

焦耳　能量单位，常用于描述食物的热量。1卡路里 ≈ 4.2焦耳。

导管　插入血管等部位的管状器械。

千卡　能量单位，常用于描述食物所含热量。

心脏瓣膜疾病　一个或多个心脏瓣膜无法正常工作。

凝血　血液凝固，是生理性止血的环节。

冠状动脉造影　冠状动脉的X射线检查。

冠状动脉　心肌的供血动脉。

体循环　大循环，将血液从心脏的左心室输送到右心房。

低密度脂蛋白（LDL）　β-脂蛋白，在血液中转运脂肪，尤其是胆固醇，被称为"坏"胆固醇，其水平升高会增加心血管疾病风险。

肺循环 小循环，携带血液从右心室到肺部，再回到左心房。

左心室辅助装置（LVAD） 在心力衰竭时维持心脏的泵血功能。

阻塞性睡眠呼吸暂停 睡眠时反复中断呼吸，进而导致睡眠紊乱、缺氧和疲劳。

姑息疗法 致力于缓解疾病的症状，不会对疾病进程产生作用，常在患者生命末期采用。

病理学 研究身体疾病变化的学科。

经皮冠状动脉介入治疗（PCI） 用带有气球的导管扩大阻塞的血管或其他管状器官，也称经皮腔内冠状动脉成形术（PTCA）。

安慰剂 在药物试验中给予对照组的无疗效制剂。

放射学 利用各种辐射、磁场、声波和导管进行诊断和治疗的医学学科。

转诊 将患者转送到其他医生或医疗单位。

窦性心律 心脏正常的规律跳动，静息心率为 50～100 次每分钟。

收缩压 心脏跳动泵出血液时动脉内的最高压力。

心动过速 心率超过 100 次每分钟。

呼吸急促 呼吸异常变快。

甘油三酯 三酸甘油酯，血液中的甘油三酯浓度被视为心血管疾病风险的指标。

血小板 参与血液凝结的血细胞。

溶栓 溶解血栓的治疗。

静脉 将血液从身体其他部分送回心脏的血管。

心室颤动 心律失常的一种，紊乱的心电活动导致心室无效跳动，会危及生命。

参考文献

心梗的相关数据来自: *Statistik om hjärtinfarkter* 2017, Socialstyrelsen。

永久性心脏损伤可在几分钟内发生，参见 : Miura M, Matsu-Oka H, Saito T, Kanazawa T. The Pathophysiology of Myocardial Stunning : Reversibility, Accumulation and Continuity of the Ischemic Myocardial Damage after Reperfusion: 54th Annual Scientific Session of the Japanese Circulation Society. *Jpn Circ J.* 1991;55(9):868-877. doi:10.1253/jcj.55.868。

急性心梗的症状，参见: Pelter MM, Riegel B, McKinley S, et al. Are there symptom differences in patients with coronary artery disease presenting to the ED ultimately diagnosed with or without ACS?. *Am J Emerg Med.* 2012;30(9):1822-1828. doi:10.1016/j.ajem.2012.03.002。

《美国医学会杂志》发表的一项研究，跟踪2 000名45～84岁无已知心血管疾病的人，参见: Turkbey EB, Nacif MS, Guo M, et al. Prevalence and Correlates of Myocardial Scar in a US Cohort. *JAMA.* 2015;314(18):1945-1954. doi:10.1001/jama.2015.14849。

冠状动脉造影检查正常的心梗患者比例，参见: Johnston N, Schenck-Gustafsson K, Lagerqvist B. Are we using cardiovascular medications and coronary angiography appropriately in men and women with chest pain?. *Eur Heart J.* 2011;32(11):1331-1336. doi:10.1093/eurheartj/ehr009。

人们生活方式与教育水平的关系来源于瑞典国家公共卫生局进行的全国性公共卫生调查。

显示心梗死亡率下降的图，资料来自：Jousilahti P, Laatikainen T, Peltonen M, et al. Primary prevention and risk factor reduction in coronary heart disease mortality among working aged men and women in eastern Finland over 40 years: population based observational study. *BMJ.* 2016;352:i721. Published 2016 Mar 1. doi:10.1136/bmj.i721。

非动脉粥样硬化引起的心梗，参见：Rezkalla SH, Kloner RA. Cocaine-induced acute myocardial infarction. *Clin Med Res.* 2007;5(3):172-176. doi:10.3121/cmr.2007.759。

心梗后的除颤和生存率，参见：Hallstrom AP, Ornato JP, Weisfeldt M, et al. Public-access defibrillation and survival after out-of-hospital cardiac arrest. *N Engl J Med.* 2004;351(7):637-646. doi:10.1056/NEJMoa040566。

肌钙蛋白曲线图来自：Giannitsis EK Hugo A. Cardiac troponin level elevations not related to acute coronary syndromes. *Nature Reviews Cardiology.* 2013;10(11):623-634。

被植入 67 个支架的男性患者，资料来自：Khouzam R, Dahiya R, Schwartz R, et al. A Heart With 67 Stents. *J Am Coll Cardiol.* 2010 Nov, 56 (19) 1605.https://doi.org/10.1016/j.jacc.2010.02.077。

药品总销售数据来自 http://www.lif.se 的统计资料。

药品的信息，参见：http://www.fass.se。

用药错误的事实来自瑞典患者保障协会：http://www.pff.se。

药物的浓度变化，资料来自：Eugene AR. Metoprolol Dose Equivalence in Adult Men and Women Based on Gender Differences: Pharmacokinetic Modeling and Simulations. *Medical Sciences.* 2016; 4(4):18. https://doi.org/10.3390/medsci4040018。

《新英格兰医学》上讨论药品瑞百安的文章：Sabatine MS, Giugliano RP, Keech AC, et al. Evolocumab and Clinical Outcomes in Patients with Cardiovascular Disease. *N Engl J Med.* 2017;376(18):1713-1722. doi:10.1056/NEJMoa1615664。

心血管疾病风险与血液 LDL 水平的关系图，资料来自：Grundy SM, Cleeman JI, Merz CN, et al. Implications of recent clinical trials for the National Cholesterol Education Program Adult Treatment Panel III guidelines [published correction appears in Circulation. 2004 Aug 10;110(6):763]. *Circulation.* 2004;110(2):227-239. doi:10.1161/01. CIR.0000133317.49796.0E。

他汀类药物依从性，参见：*Värdet av statiner - användningsmönster och följsamhet vid behandling*, SNS。

需要治疗的患者数量，更多信息参见：http://www.thennt.com。

美国心脏协会对心梗后性生活的建议，参见：Levine GN, Steinke EE, Bakaeen FG, et al. Sexual activity and cardiovascular disease: a scientific statement from the American Heart Association. *Circulation.* 2012;125(8):1058-1072. doi:10.1161/CIR.0b013e3182447787。

要进一步了解短信救生员，请访问：https://www.smslivraddare.se。

死因的数据来自瑞典国家卫生与社会事务部公布的死因登记。

养狗者的健康状况，参见：Arhant-Sudhir K, Arhant-Sudhir R, Sudhir K. Pet ownership and cardiovascular risk reduction: supporting evidence, conflicting data and underlying mechanisms. *Clin Exp Pharmacol Physiol.* 2011;38(11):734-738. doi:10.1111/j.1440-1681.2011.05583.x。

结直肠癌分期、类型、生存率的数据来自美国癌症协会：https://www.cancer.org/cancer/colorectal-cancer/detectiondiagnosis-staging/survival-rates.html。

心梗死亡的遗传因素，数据来自：Zdravkovic S, Wienke A, Pedersen NL, Marenberg ME, Yashin AI, De Faire U. Heritability of death from coronary heart disease: a 36-year follow-up of 20 966 Swedish twins. *J Intern Med.* 2002;252(3):247-254. doi:10.1046/j.1365-2796.2002.01029.x。

得舒饮食是美国国立心肺血液研究所一项大型研究的成果，参见：National Heart, Lung, and Blood Institnte. *Your guide to lowering your blood pressure with DASH.* NIH; 2006。

盐的摄入量，参见：https://www.who.int/data/gho/data/indicators。

反式脂肪的信息，来自：http://www.Livsmedelsverket.se。

考科蓝调查了 ω-3 脂肪酸补充剂，参见：http://www.cochrane.org/news/new-cochrane-health-evidence-challenges-belief-omega-3-supplements-reduce-risk-heart-disease。

关于沙棘提取物，参见：http://www.cochrane.org/cd005312/VASC_hawthorn-extract-may-be-used-as-an-oral-treatment-option-for-chronic-heart-failure。

有关浆果减少心梗的风险，参见：Curtis PJ, van der Velpen V, Berends L, et al. Blueberries improve biomarkers of cardiometabolic function in participants with metabolic syndrome-results from a 6-month, double-blind, randomized controlled trial [published correction appears in Am J Clin Nutr. 2019 Nov 1;110(5):1262]. *Am J Clin Nutr.* 2019;109(6):1535-1545. doi:10.1093/ajcn/nqy380。

电子烟对心脏的影响，参见：MacDonald A, Middlekauff HR. Electronic cigarettes and cardiovascular health: what do we know so far?. *Vasc Health Risk Manag.* 2019;15:159-174. Published 2019 Jun 21. doi:10.2147/VHRM.S175970。

对口含烟研究者加布里埃尔·阿雷法尔克的采访：*Läkartidningen* nr 9 /2018。

戒烟方法的建议来自：http://www.slutarökalinjen.se。

放松对血压的影响，资料来自：http://www.cochrane.org/ cd004935/ HTN_relaxation-for-high-blood-pressure-in-adults-which-has-no-clearly-identified-cause。

睡眠不足对心脏的影响，资料来自：Covassin N, Singh P. Sleep Duration and Cardiovascular Disease Risk: Epidemiologic and Experimental Evidence. *Sleep Med Clin.* 2016;11(1):81-89. doi:10.1016/ j.jsmc.2015.10.007。

死因和媒体关注，资料来自：*Causes of death in the US,* Our World in Data。相关内容基于美国 2016 年的数据，资料来自：Shen et al. Death: Reality vs Reported. 2018.Available at: https://owenshen24. github.io/ charting-death/。

致　谢

　　我们由衷感谢那些无私向我们分享自己经历的患者。与你们的谈话如此温暖、亲切和有启发性。谢谢你们！

　　感谢细心的医生谢丝廷·古斯塔夫松·阿拉亚，她发现了马丁的心梗并将他转去急诊科。如果没有她，事情可能会变得更糟。

　　感谢圣戈兰医院心脏重症监护室敬业的工作人员，尤其是马丁的心脏内科医生戈兰·阿斯塔德，他学识丰富，给了马丁充分的支持，令他安心。

　　感谢我们的编辑林妮娅·冯·斯威格伯尔，她以耐心和冷静指导、提醒和协调我们的写作。她对我们至关重要。

　　感谢我们不凡的出版人西西莉亚·维克隆德，她信任我们，即使有时远在世界的另一端，也一直关注着我们。

　　感谢抽出时间帮助我们核查事实的心脏内科医生安德斯·乌尔文斯坦和马蒂亚斯·林格。任何错误都是我们自己的责任。

　　感谢我们的弟弟本杰明，他阅读了草稿，一直根据常识提出问题，从不担心得罪两个哥哥。

　　很多人参与了这本书的创作，我们对他们怀着感激之情，谢谢你们（排名不分先后）：特丽莎·加夫、亚历山大·佩尔斯基、安德斯·汉森、比尔吉塔·弗兰斯伯尔、海伦娜·比尔格森、英格拉·赫尔、谢丝廷·阿内尔、拉斯·阿内尔、玛丽亚·格兰丁森、尤纳斯·舍林、迈克尔·英格伯洛姆、萨拉·玛拉、洛塔·约翰森、索菲亚·赫若林、夏洛塔·拉尔森、克里托弗·穆尔、麦－里斯·海伦纽斯、安娜－卡琳·诺德林、尼尔斯·维特、雅各布·霍伦伯格、马蒂亚斯·科巴斯科、埃娃·卡洛夫、卡米拉·斯特兰德马克、拉斯穆斯·斯特兰德马克、埃里克·文弗斯、萨拉·若贝克、萨德·拉里、卡特琳·斯杜威、卡尔·伯格曼、约翰娜·罗斯、莉娜·奥瑞尔、米凯尔·霍夫曼、詹斯·利连斯当德、加布里埃尔·利连瓦尔、安娜－列娜·赫瓦尔、阿里·拉什德和亚历山大·拉茨。

最后，我们要感谢各自亲爱的妻子——索菲亚和玛吉特——的所有建议。

本书中文简体版权归属于银杏树下（上海）图书有限责任公司。

著作权合同登记号：22-2023-059 号

图书在版编目（ＣＩＰ）数据

拥有强心脏！/（瑞典）雅各布·拉茨·恩德勒，（瑞典）马丁·拉茨著；余楠译. — 贵阳：贵州人民出版社，2023.10

ISBN 978-7-221-17756-8

Ⅰ.①拥… Ⅱ.①雅… ②马… ③余… Ⅲ.①心肌梗塞－防治 Ⅳ.①R542.2

中国国家版本馆CIP数据核字（2023）第142274号

YONGYOU QIANGXINZANG!

拥有强心脏！

［瑞典］雅各布·拉茨·恩德勒　　［瑞典］马丁·拉茨　著

余　楠　译

出 版 人　朱文迅
选题策划　后浪出版公司
出版统筹　吴兴元
编辑统筹　王　頔
策划编辑　苏　轼　杨　悦
责任编辑　张　娜
特约编辑　向　楠　张冰子
装帧设计　墨白空间·张萌
责任印制　常会杰
出版发行　贵州出版集团　贵州人民出版社
地　　址　贵阳市观山湖区会展东路SOHO办公区A座
印　　刷　河北中科印刷科技发展有限公司
经　　销　新华书店
版　　次　2023年10月第1版
印　　次　2023年10月第1次印刷
开　　本　889毫米×1194毫米　1/32
印　　张　7.75
字　　数　174千字
书　　号　ISBN 978-7-221-17756-8
定　　价　72.00 元

后浪出版咨询（北京）有限责任公司　版权所有，侵权必究

投诉信箱：editor@hinabook.com　fawu@hinabook.com

未经许可，不得以任何方式复制或者抄袭本书部分或全部内容

本书若有印、装质量问题，请与本公司联系调换，电话010-64072833

贵州人民出版社微信